安氏疗法系列

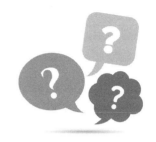

肛肠疾病
安氏解答

主审／安阿玥

主编／王进宝　白志勇

中国医药科技出版社

内 容 提 要

　　肛肠疾病是每个人在生活中可能遇到却又容易忽视的问题。本书从患者需求和临床经验出发，介绍了常见肛肠疾病的概念、临床特点、诊断、一般治疗方法、安氏治疗方法及预后。全书采用问答的形式，语言力求通俗易懂，文后附以部分疾病的彩图，以期非专业及专业读者都能从中获益。

图书在版编目（CIP）数据

　　肛肠疾病安氏解答 / 王进宝，白志勇主编 . — 北京：中国医药科技出版社，2017.9

　　ISBN 978-7-5067-9570-8

　　Ⅰ . ①肛… 　Ⅱ . ①王… ②白… 　Ⅲ . ①肛门疾病—诊疗—问题解答 　②肠疾病—诊疗—问题解答 　Ⅳ . ① R574-44

　　中国版本图书馆 CIP 数据核字（2017）第 213259 号

美术编辑 　陈君杞
版式设计 　也 　在

出版　　中国医药科技出版社
地址　　北京市海淀区文慧园北路甲 22 号
邮编　　100082
电话　　发行：010 – 62227427 　邮购：010 – 62236938
网址　　www.cmstp.com
规格　　710 × 1000mm $\frac{1}{16}$
印张　　12
字数　　159 千字
版次　　2017 年 9 月第 1 版
印次　　2017 年 9 月第 1 次印刷
印刷　　三河市万龙印装有限公司
经销　　全国各地新华书店
书号　　ISBN 978-7-5067-9570-8
定价　　**32.00 元**

《肛肠疾病安氏解答》
编委会

主　审　安阿玥

主　编　王进宝　白志勇

副主编　冯月宁　冯大勇　王春晖　王京文
　　　　王　茜

编　委（按姓氏笔画排序）
　　　　丁喜坤　王进亮　孙伟鹏　李　胜
　　　　李东华　李雯玉　吴　俊　吴文宗
　　　　宋　洁　陈　刚　张俊峰　张静娴
　　　　郑晓怡　赵剑锋　常　亮　梁忠杰
　　　　韩步长

前　言

　　肛肠疾病是一种常见病、多发病，我国自古即有"十人九痔"之说。说起肛肠病，由于其发病部位特殊，许多患者难以启齿，不愿到医院就诊；且普遍认为只要是肛门部不适，就是痔疮犯了，自行到药店购买治疗痔疮的药物使用，直到病情严重后才来医院就诊。很大一部分患者都是这样误诊了。然而肛肠病绝非"痔疮"这一种，包含几十种疾病。随着人们生活水平的提高和对健康的进一步关注，人们对肛肠病的严重危害有了进一步的认识，对有关本类疾病的日常生活保健知识的需求也显著增加，为了解决这样的问题，我们安氏疗法团队再次出击。

　　本书所选答的问题，一部分为广泛征询广大患者叙述的内容，一部分为我们在临床诊疗过程中认为有必要向患者说明的内容。从常见的肛肠疾病入手，介绍了一般疗法及安氏疗法的治疗方法，并附以大量的医学图片、科普图片，把关于此类疾病的知识告诉读者，让读者更直接地看图识病，正确认识肛肠疾病，早发现、早诊断、早治疗，从而减轻痛苦，早期治愈。

　　本书共分为十四章，第一章介绍了安氏疗法；第二章介绍了肛肠疾病的相关常识；后面十二章针对各种常见肛肠疾病（包括痔疮、肛裂、肛周脓肿、肛瘘、直肠脱垂、肛窦炎和肛乳头肥大、肛门瘙痒和肛门湿疹、便秘、炎性肠病、大肠息肉病、大肠癌、其他肛门直肠疾病），介绍其概念、临床特点、诊断、安氏疗法及一般疗法的优缺点及如何预防等。本书涉及内容广泛，全部采取问答的形式表达，图文并茂，语言力求通俗易懂。总之，期望本书能让非专业读者读懂、专业读者获益。

在本书的编写过程中，安阿玥教授给予了笔者悉心指导和帮助，望京医院和中国医药科技出版社亦给予了大力的支持，还有广大患者的积极参与，在此一并表示由衷的感谢。

由于写作经验有限，书中存在的不妥之处，敬请广大读者批评指正。

王进宝

2017 年 3 月

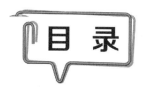

目 录

第三章　痔疮

第四章　肛裂

第五章　肛周脓肿

第六章　肛瘘

第七章　直肠脱垂

第八章　肛窦炎和肛乳头肥大

第九章　肛门瘙痒和肛门湿疹

第十章　便秘

第十四章　其他

安氏疗法有
什么优点?

什么是"安
氏疗法"?

什么是安氏
疗法的内
治法?

第一章

安氏疗法普及

什么是"安氏疗法"?

"安氏疗法"全称"肛肠病安氏疗法"或"安氏肛肠病疗法",是治疗肛肠疾病的中西医结合特色疗法,对临床常见的肛肠疾病均有涉及。安氏疗法的名称由吴阶平副委员长(院士)命名,并得到国家卫生和计划生育委员会及中央保健委员会的认可。

安氏疗法是 20 世纪 80 年代创立并成型的一套关于常见肛肠病的诊疗方案。"安氏"取自该疗法的发明和创始人、我国著名肛肠病学专家安阿玥教授的个人姓氏,这也是目前唯一的由国家卫生和计划生育委员会认可的以姓氏命名的肛肠病疗法。

安氏疗法主要包括安氏注射疗法、安氏手术方法、安氏内治方法、安氏麻醉方法、安氏熏洗方法等一系列中西医结合治疗方法。

安氏疗法克服了以往肛肠病治疗中的痛苦大、创伤多、恢复慢的缺点,获得广大患者一致好评。该疗法推广多年,举办全国培训班六十余期,培训学员近六千人,百万患者因此获益。

安氏疗法有什么优点?

安氏疗法以提高肛肠病诊疗技术,减轻治疗带来的损伤和痛苦为宗旨,不断改进,以求更好地为患者服务,提高人民群众健康水平。

针对痔疮、肛裂、肛瘘、肛周脓肿等这些常见和多发的肛肠病,安氏疗法不断优化治疗技术,尽量减轻治疗带来的损伤和疼痛,采用更科学合理的切口设计,从根源上减轻术后疼痛,而不是一味增加镇痛药物的使用。

对于高位复杂肛瘘、高位肛周脓肿、直肠脱垂、家族性大肠息肉病等疑难肛肠疾病,安氏疗法治病求本,中西医结合从根源上解决原发病灶,力求一次根治,不反复,避免患者再次受到病痛的折磨。

什么是安氏疗法的内治法？

安氏内治方法是在中医整体观和辨证论治的基础上，结合肛肠病独有的特点，抓住局部辨病与全身辨证相结合的要点，对家族性腺瘤性息肉病、便秘、肠易激综合征、溃疡性结肠炎等常见肛肠病，以辨证口服中药配合外用治疗的一种特色疗法。

什么是安氏疗法的手术治疗？

安氏手术方法对临床常见的肛肠病均有涉及，如分段外剥内扎加芍倍注射法治疗环状混合痔、肛裂病理组织切除、内括约肌松解法治疗肛裂、主灶切开对口引流法治疗复杂肛瘘和范围较大的肛周脓肿、非挂线疗法治疗高位肛周脓肿和肛瘘、切开配合芍倍注射法治疗瘢痕性或 PPH 术后吻合环狭窄等，术后效果显著。安氏手术疗法的优势在于保证治愈疾病的前提下兼顾肛门外观和功能，不会过多破坏肛周正常皮肤或肛门括约肌，造成肛门狭窄或肛门失禁。

什么是安氏疗法的注射疗法？

芍倍注射液是安氏注射疗法的代表，其产生完成了三大方面创新：一是理论创新，首创的收敛化瘀法是治疗痔疮的新法则；二是药物创新，以现代工艺和技术提取中药赤芍、五倍子、乌梅的有效成分，制成痔疮注射新药物；三是方法创新，首创痔疮注射"十六字"方针。我们通过上千例临床病例验证了芍倍注射液的安全性和有效性，疗效显著优于硬化剂，值得临床推广。

什么是芍倍注射液，有哪些治疗用途？

芍倍注射液是由中国中医科学院望京医院安阿玥教授发明的，属治疗痔疮的国家二类新药，主要用于治疗各期内痔及静脉曲张型外痔。该注射液属纯中药制剂，利用现代工艺提纯精制，纯度高，不同于以往治疗痔疮的硬化剂和坏死剂，不含腐蚀或者硬化成分，疗效佳且无毒副作用。芍倍注射液除了用于治疗痔疮外，对于直肠脱垂、直肠狭窄、肛门瘙痒，及非肛肠科疾病如腋臭、血管瘤等，也有良好的效果。

（1）治疗直肠脱垂

直肠脱垂是公认的难治性疾病，目前国内外均没有很好的治疗方法。手术疗法要么直接切除脱出的直肠，要么开腹悬吊，创伤大且容易复发。安氏疗法依据肠套叠理论，认为直肠结缔组织紊乱或者病变，会导致直肠黏膜与肌层逐渐分离而脱出，导致直肠与直肠床间的固定关系被破坏，从而发生直肠脱垂。针对直肠黏膜与直肠肌层间产生分离在发病过程中所起的关键作用，尤其是直肠壶腹中部的薄弱和肛管的松弛是对脱垂起决定作用的因素，采用在脱垂直肠的近心端、远心端采用4点结扎，重点加固，在其他位置采用芍倍注射液注射。芍倍注射液具有良好的收敛固涩效果，注射后可在局部形成黏合固定作用，并能萎缩松弛的直肠黏膜，将直肠黏膜与肌层重新黏合固定，这样在直肠腔内形成一个广泛的承托力以防止直肠向内塌陷，直肠不塌陷，也就不会脱垂。在国内使用这一方法治愈的直肠脱垂已经超过千例，其中95%是一次治愈，术后没有任何后遗症。

（2）治疗直肠狭窄

直肠狭窄有先天形成的，也有肛肠术后或注射硬化剂引起的后遗症，目前发病率有增高趋势。以往治疗该病都是采用挂线法，痛苦大，疗程长，术后造成的疤痕会影响肛门闭合。芍倍注射液就能很好地解决这一问题。安氏疗法采用芍倍注射液注射和切开松解，可以避免切口愈合后形成瘢痕再次造成狭窄。在这里，芍倍注射液起到化瘀、解痉、软化瘢痕的作用。

（3）治疗肛门瘙痒

肛门瘙痒是肛肠常见病，但十分顽固，令很多医生束手无策。一些患者在万般无奈的情况下，采用较热的水烫洗，虽然一时痛快，但是瘙痒的症状却越来越严重。皮下注射亚甲蓝、手术切断皮下神经等常用的治疗方法所起到的作用往往短暂，一般半个月、最长不超过三个月，瘙痒又恢复如初。芍倍注射液有杀菌止痒的效果，采用其稀释液作肛周皮下点状注射，对瘙痒部位重点注射，第二天可完全解除瘙痒，因瘙痒长期抓挠而形成的皮肤颜色改变、色素脱失，也会逐渐恢复。

（4）治疗腋臭

芍倍注射液注射治疗腋臭方法简单，疗效肯定，目前已经成功治愈数百例。用芍倍注射液在双侧腋窝皮下注射，注射后轻轻揉按，一般一周左右可使异味消除。该方法远期疗效尚有待进一步观察和研究。

（5）治疗血管瘤

血管瘤是先天性良性肿瘤或血管畸形，可以发生在身体的任何部位，多见于皮肤和皮下组织，其次为口腔黏膜和肌肉，再次为肝、骨骼、脾及神经系统，少数发生在消化道、肾等。临床分为毛细血管瘤、海绵状血管瘤、蔓状血管瘤。血管瘤的治疗方法很多，应根据肿瘤的类型、部位、深浅及病员的年龄等因素而定。常用的有手术切除、放射治疗、冷冻疗法、硬化剂注射及激光照射等方法。芍倍注射液有收敛化瘀的功效，我们去年收治并以此治愈1例直肠血管瘤患者。邓某某，男性，18岁，未婚，因反复便血1月余，加重2天，就诊我院。入院时患者神清、精神弱、面色及四肢均苍白，浑身乏力，心率120次/分，血红蛋白4.0g/L。入院后积极完善术前检查，行结肠镜检查，肠镜结果显示：距离肛缘10cm直肠至肛门口可见环周淡蓝色黏膜隆起，局部肠壁较多鲜红色血液附着。诊断：直肠远端海绵状血管瘤。用芍倍注射液经肛门行血管瘤注射术，术后患者恢复佳，再未出血，开创了芍倍注射液新用途。此法治疗直肠血管瘤的损伤小，恢复快，费用低，并发症少。

安氏疗法有什么特殊的麻醉方法？

肛门周围神经密布、异常敏感，即使局麻针刺肛周也疼痛难忍，因此减轻患者痛苦，解除患者精神紧张，多年来一直是肛肠临床医师的追求。安阿玥教授经过十多年的临床摸索，采用"肛管麻醉法"进行内痔注射和结扎手术，取得了令人满意的效果。根据肛管的解剖学神经分布特点，选择对疼痛不敏感部位进针，并把麻药直接注射到手术的敏感部位，乃是一个大胆的、全新的尝试，也是肛管麻醉之精要。

肛管麻醉有什么优点？

（1）避免了局部麻醉在肛周多次进针时肛门疼痛所致的患者紧张和恐惧感。同时也减轻了因为肛周皮肤皱纹多、消毒不严导致皮下感染的并发症。据有文献报道及我们在临床上的观察，局部麻醉法引起肛周皮下感染化脓的发生率占 1% 左右。

（2）肛管麻醉法与局部麻醉法对比，做内痔注射或结扎时，肛管麻醉法可使胀、痛、牵拉、便意感全部消失；而局部麻醉法约有 80% 出现不同程度的上述症状。

（3）由于肛门特殊的敏感性，麻醉效果不仅要镇痛，还要使肛门松弛，肛管麻醉法均具备之。肛管麻醉法由于针刺感轻微，病人不紧张，注射麻药位置针对性强，麻药一般不会过量。只要注射部位正确，肛门松弛很明显。

（4）肛管麻醉法与局部麻醉法注射部位和药量差异很大。肛管麻醉法，视病情轻重用 10~20ml 即可达到麻醉效果；而局部麻醉法，若对肛门麻醉方法不太熟悉，即使用药 50ml，病人肛门仍不松弛，痛觉也不消失，而肛管麻醉不会发生此种现象。

（5）与局部麻醉法比较（不包括麻药过敏者），肛管麻醉法由于用药量少，注射部位针对性强，基本上消除了麻药中毒反应，如头晕、恶心、呕吐、躁动不安、脉搏加快、血压升高或下降、面部皮肤苍白等。

（6）与局部麻醉比较，肛管麻醉内痔注射后很少出现如肛门疼痛、肛门下坠、痔核脱出、便意感频、小便不利及腹胀等不良反应。我们详细观察近千例病人，有不良反应者占 0.5% 左右，且症状轻微，术后要求止痛者占 0.3%。究其原因，一是肛管麻醉进针部位合理，二是麻醉药物针对性强。

结肠有什么
功能?

便血会是
什么病?

肛管有什么
作用?

如何在生活
中预防肛
肠病?

第二章

肛肠疾病常识

肛门直肠的形态及组织结构如何？

肛门是整个消化道的最末端，位于臀部正中线的会阴与尾骨之间。平常处于闭合状态，呈一前后纵裂，当排粪时张开呈圆形，直径约3cm。

肛门与直肠之间是肛管，我们通常所说的"肛门"，其结构、功能在医学上实际指的是肛管。肛管长约3~4cm，纵轴向后下倾斜。管壁主要由肌肉构成，如果严格划分，肛管由五层结构组成，由里向外依次为皮肤黏膜层、黏膜下层、肛门内括约肌层、联合纵肌层、肛门外括约肌层。从立体结构看，可将这五层看作是由不同材料做成的5个套管，5个套管可以层层剥开，五层组织靠联合纵肌的肌纤维将其牢牢地固定在一起。①皮肤黏膜层是人体体表皮肤与体腔黏膜之间的一个过渡区，我们的嘴唇、鼻孔处也存在这样的过渡区，其特点是易破裂出血。②黏膜下层主要是丰富的静脉丛，若这些静脉丛扩张即形成痔疮。③肛门内括约肌是不随意肌，可控制排便和协助排便。④联合纵肌层主要起固定肛管各层的作用，此外还可协助排便。⑤肛门外括约肌是随意肌，可以自主控制排便。肛管在肛肠病学中占重要地位，约70%的肛肠病发生在这一部位，因此了解肛管的解剖及生理特点对我们预防肛肠病是十分重要的（见彩图1）。

直肠上接乙状结肠，下连肛管，位于骨盆内，长约12~15cm，其纵轴向前下倾斜。直肠外观呈腰鼓状，两头小，中间大，中间大的部分称直肠壶腹部。直肠内壁上有3个半月形黏膜皱襞，距离肛门分别为5~6、8~9、11~13cm，分别称为低位、中位、高位直肠瓣，有承托粪便的作用，防止粪便一下集中到直肠下部。直肠壁由四层组织构成，由里向外依次为黏膜层、黏膜下层、肌层和浆膜层。内痔就发生在直肠下部的黏膜层。直肠黏膜松弛可引起排便困难。

这里值得一提的是肛管与直肠的连接。前面提到直肠和肛管的纵轴都不是垂直的，而是有一定倾斜，直肠是向前下倾斜，而肛管是向后下倾斜，这样二者连接处即构成一个角，这个角在医学上叫肛管直肠角，其大小将直接影响到肛门闭合和排便。角越大，说明肛管和直肠越接近在一条直线上，这样对肛管闭合不利，便稀时就不易控制，因此临床上在行肛肠手术时应避免改变这个角；相反，角过小，说明肛管直肠连接处的弯度过大，对排便越不利，易造成排便困难，这时又需要通过手术来改变这个角，使弯度变小。临床有一种出口梗阻型便秘，叫耻骨直肠肌痉挛综合征，就是因耻骨直肠肌痉挛使这一弯度过大，引起排便困难，通过切断或部分切断耻骨直肠肌即可治疗。行直肠癌手术时，由于肛门全部被切除，肛管直肠角完全消失，就需要通过将直肠下拉，并人为做一个角，以起到控制大便失禁的作用。从肠腔内看，肛管直肠交接处有一明显标志，即在距肛门缘约 2.5~3cm 处有一锯齿状线，医学上叫齿线。齿线有重要的临床意义，如我们常说的内痔、外痔，就是以齿线为界来划分的。肛瘘和肛周脓肿的内口大都位于齿线处。对于齿线上下发生的疾病，临床治疗方法也有所不同。从解剖上看，齿线上是肠黏膜，齿线下是皮肤。此外，齿线上下的血管、淋巴、神经来源都不一样。齿线附近还是排便感受器分布的部位，若手术造成这一部位的过度损伤，将会造成排便感觉障碍，引起排便困难。

肛门有什么功能？

肛门主要起到关闭消化道的下口，防止肠腔内的粪便、液体、气体流出的作用。

肛门有一些局部特征，如肛周皮下腺体比较多，易引起一些疾患；肛周局部血运丰富，不易感染，有利于伤口愈合；肛周皮肤松弛，与皮下组织连接紧密，富有弹性，手术时注意勿切除皮肤过多；肛门局部神经末梢丰富，对痛觉敏感，手术或患病时常引起剧烈疼痛。

什么是肛门括约肌，有何生理功能？

肛门括约肌按其部位和功能，分为肛门内括约肌和肛门外括约肌。

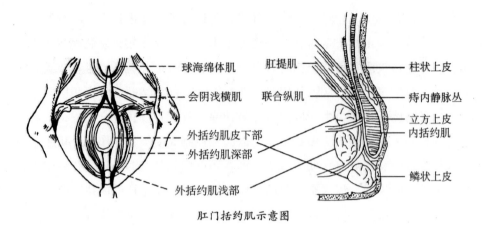

肛门括约肌示意图

肛门内括约肌是由直肠壁的内环肌下降至肛管处变厚而成,由于其位于肛管的内侧,故称其为肛门内括约肌。平均宽度约 3cm,厚度为 0.5cm,环绕于肛管的上 2/3 部位。它的外围被联合纵肌和肛门外括约肌的深浅两层肌纤维包绕。属平滑肌,受自主神经支配,为不随意肌,不受意识控制。

肛门内括约肌的生理功能主要是起闭合肛门和协助排便作用。它平常呈收缩状态,关闭肛门,防止直肠内的粪便、液体、气体流出,维持直肠一定的张力,这种收缩状态除排便时间可持续工作,还不易疲劳。当直肠内充满粪便时它自动张开,协助排便。肛门内括约肌易痉挛,所谓痉挛就是一种持续收缩状态。如受到炎症等刺激后肛门内括约肌就处于痉挛状态,使肛门狭窄、排便困难,同时引起肛门疼痛,大便干燥时可使肛管皮肤破裂,若得不到及时治疗就可形成肛裂。临床治疗肛裂和一些肛门狭窄就是通过解除肛门内括约肌痉挛来完成的。

肛门外括约肌是肛管的最外层肌肉,是横纹肌,受脊神经支配,为随意肌。可分为三层,即皮下层、浅层和深层。皮下层环绕肛管下端;浅层为椭圆形肌束,围绕肛管两侧,一端止于尾骨尖,一端连接在肛门前侧会阴部的会阴浅横肌;深层是一环形肌束,围绕肛管一周,两端分别止于肛门两侧的坐骨结节。

肛门外括约肌有括约肛门的功能。在产生便意感时,如果外界条件不允许排便，就可以通过收缩外括约肌来闭合肛门，控制排便，但外括约肌易疲劳，持续收缩一般只能维持55秒，超过此时间，大便就控制不住而排出体外。

肛管有什么作用？

肛管主要功能是排泄粪便。排便过程是非常复杂的神经反射。直肠下端是排便反射的主要发生部位，是排便功能中的重要环节。肛管对粪便的括约功能体现在肛管压力的维持，肛门内、外括约肌是构成肛管压力的解剖学基础。在静息状态下，肛管压力约80%是由内括约肌收缩所形成，其余20%是外括约肌收缩所形成。在主动收缩肛门括约肌的情况下，肛管压力显著升高，其产生的压力主要由外括约肌收缩所形成。

直肠有什么功能？

临床一般把肛门外口向上约15cm定义为直肠，其主要的生理功能是储存粪便，还有吸收和分泌功能。直肠无消化功能，仅能吸收部分水分和钠。直肠黏膜的腺体可以分泌黏液，润滑肠腔以辅助排便。临床所说的直肠癌一般都是发生在这段范围的恶性肿瘤。

现在许多疾病通过直肠内给药，如栓剂、灌肠剂，由此可避免口服给药所造成的对胃肠道刺激，也可避免胃酸对药物的破坏，对肛门直肠疾病可使药物直接作用于病灶，从而发挥更好的疗效。

结肠有什么功能？

结肠有吸收、分泌、细菌消化和协助排粪作用。

结肠的吸收功能以右半结肠为最强，主要吸收水分和钠，也吸收少量钾、氯、尿素、葡萄糖、氨基酸和一些药物。结肠每日吸收 460mmol 钠 和 350~2000ml 水，虽然 24 小时内通过回盲瓣到盲肠的食糜约 500~1000ml，但经过结肠和直肠吸收后仅从肛门排出

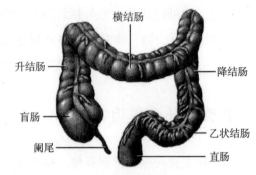

全大肠示意图

150ml。若结肠功能发生紊乱，就可影响吸收，甚至发生腹泻、便秘和腹胀等。若吸收过量，又可导致水中毒、血氯过高和酸中毒等。

结肠不产生酶，无消化作用，但其内细菌有消化作用。结肠内有很多细菌，其中大肠杆菌占 70%，厌氧杆菌占 20%，此外还有链球菌、变形杆菌、葡萄球菌等，也有少量原生物和螺旋体。肠细菌对人体产生生理需要的物质有重要作用，如食物内缺乏维生素时，在肠内可根据人体的需要调节合成维生素。这些细菌通过消化纤维素，合成各种维生素，如维生素 K、维生素 B_1，维生素 B_2，维生素 H，维生素 B_{12} 等。如长期用抗生素，可导致体内维生素合成和吸收不良，引起维生素缺乏症。

什么是肛管直肠环？

肛管直肠环是由肛管内括约肌，直肠壁纵肌的下部，肛管外括约肌的深、浅二部和邻近的部分肛提肌（耻骨直肠肌）纤维共同组成的肌环。此环绕过肛管和直肠分界处，是括约肛管的重要结构，在直肠指检时可清楚扪到。此环平时呈环状收缩封闭肛门，如手术时不慎完全切断此环，将引起大便失禁。

肛肠病有多少种，发病情况如何？

据报道，大肠肛门疾病约有 70 余种。本书重点介绍痔疮、肛裂、肛周脓肿、肛瘘、直肠脱垂、肛乳头肥大、肛窦炎、各种肛周皮肤病、大肠息肉病、炎性肠病、便秘、大肠癌及其他肛门直肠疾病等 13 大类近 20 余种临床常见的疾病。

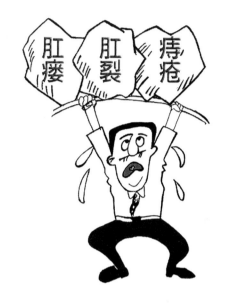

1977 年我国曾在全国除台湾省以外的 29 个省市和自治区对工矿、机关、学校、部队、服务行业、街道居民、农民、渔民等 76692 人进行肛肠病的普查，并对其中资料完整的 57296 人做统计分析。结果表明：患有肛门直肠疾病工友 33837 人，占 59.1%，其中以成人居多。发病与久站、久坐、少活动、便秘、腹泻、饮酒、嗜好辛辣、饮食不节有关，女性稍多于男性。整个肛肠病中以痔疮发病率最高，占发病总人数的 87.25%，其次为肛裂，占 4.12%，其他如肛乳头肥大占 2.85%，肛瘘占 1.67%，直肠脱垂占 0.58%，直肠息肉占 0.28%，肛门瘙痒占 0.17%，其余占 3.08%。

目前肛肠病的整体治疗情况如何？

人们对肛肠病的认识历史较长，早在两千多年前的一些书籍中就有记载，但肛肠病真正受到重视而成为一门独立的学科并得到迅猛发展则是近百年的事。我国在 20 世纪 70 年代开始建立肛肠专科，之后对肛肠疾病的认识和治疗水平不断发展和提高。

国外对一些肛肠常见病的治疗主要采用手术方法，优点是治疗比较彻底，而缺点是痛苦大，疗程长，局部损伤重，不能避免术后后遗症的发生。国内主要采用手术配合中医中药的中西医结合方法，如肛瘘的切开挂线法、痔疮注射法等。较国外相比，在保持有手术相同疗程的前提下可减少术后并发症、后遗症的发生。国内目前治疗水平已达到国际领先水平。

但需注意的是，国内当前医疗市场管理不够完善，有一些唯利是图者（有些甚至是江湖游医），利用人们对肛肠病认识上的不足，不按正规医院工作流程治疗，标新立异、言过其实、花言巧语地用一些落后的方法蒙骗患者，给患者造成精神和肉体上的极大痛苦，甚至造成终身残疾。

今后对肛肠病的治疗需要在继续提高临床效率的前提下，进一步减轻患者痛苦，减少并发症及后遗症的发生。要更好地做到这一点，则需要医生和患者共同去努力。

肛肠病患者如何正确就医？

肛肠病由于其发病率高，发病年龄广，病程时间长，给广大人民群众造成了诸多的困扰。患者都希望能得到最好的治疗，尽快治愈，以减少对自己生活和工作的影响。然而，在现实生活中，存在许多人为的或者非人为的因素，导致肛肠病患者不能得到正确的治疗，甚至经不规范的治疗造成极其恶劣的后遗症、并发症，给患者带来更大的痛苦。那么肛肠病患者如何正确就医呢？

（1）有问题早治疗

肛肠病的早期诊断、早期治疗有利于有效控制疾病的发展程度，减轻治疗的痛苦及花费，避免小病不医，造成大病的情况。所以，一旦出现肛门直肠的症状，如便血、黑便、肛门肿痛、肛内肿物脱出、肛门瘙痒、肛门分泌物增多等，就应该及时就医。

（2）勿盲目相信偏方

目前对肛肠病的病因和病机的认识，都是建立在近现代的解剖学发展基础上的，只有针对病因、病机的治疗才能取得好的效果。偏方的可信度、实用性、可重复性极低，有的甚至是一些老旧落后、副作用大的、已经被临床淘汰的治疗方法。盲目相信并使用偏方，容易造成不可控的不良后果，且修复治疗更加困难。

（3）自我诊查代替不了医生的诊疗

电视、网络等媒体有时会宣传一些良性或恶性肛肠病自我诊查的方法，但是，肛肠病多种多样，仅仅依靠触摸活动度，感知软硬，是不能准确鉴别是良性还是恶性的。肛管深部或者直肠的恶性肿瘤从肛门触摸不到，且早期的恶性肿瘤质地也可能是柔软的，而一些良性疾病如血栓痔、肛周脓肿及肛瘘也会有质硬、不可移动的特点。所以自我诊查不能替代医生的诊疗。

（4）学会鉴别真伪专家

医者仁心，真正的医疗大家，全都是一心扑在临床、科研工作上，即使偶尔出现在媒体中也是为了提醒公众对疾病的重视。比如我国科学界首位诺贝尔奖获得者，中国中医科学院首席研究员屠呦呦教授，不为名利，潜心研究数十年，最终发现了青蒿素，攻克了疟疾。这样的药学家、医学家，才是真正的大专家、名专家。反观那些天天吹捧自己，反复抛头露面的所谓的"专家"，其本身往往医术平平。所谓"大音希声，大象无形"，余音绕梁并不因其声高。肛肠病治疗更应注意鉴别真伪专家，有些专家天天上电视，各种头衔让人眼花缭乱，可事实上千辛万苦挂到号，却发现并不是那么回事，对患者摆大架子，不亲自看病，自己在电视上说的病自己却治不了，出了问题就推给别人，被写个差评就去删帖……找这些伪专家看病，误诊误治，延误病情，贻害无穷。

（5）勿盲目崇拜高科技

随着科学技术的发展，各种新技术不断被应用于临床，肛肠病也不例外。但是高科技并不是万能的，由于肛周解剖结构的特殊性以及功能的重要性，大多数高科技方法在肛肠病治疗方面反而并不适用，盲目使用，反而会造成严重的后遗症，为患者带来更多的痛苦。

肛肠病常用什么检查体位?

肛肠专科的检查,为了能充分暴露病变位置,便于观察病情,临床上常采用特殊的体位,同时应根据病人的病情和身体状况选择最合适的体位。常用的体位如下。

(1)侧卧位

病人侧卧,两腿屈起靠近腹部,小腿稍伸直。左侧、右侧均可,一般取右侧卧位。这是检查肛门直肠疾病及治疗时最常采用的体位。侧卧位相对较舒适,体弱者或者需要较长时间操作情况下都可以采用。适用于内痔注射,切开浅部脓肿,以及不能起床、有疼痛、关节活动障碍和心脏病患者。

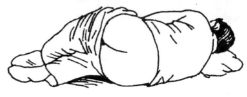

侧卧位

(2)膝胸位

病人俯卧,双膝屈起90°跪伏床上,胸部着床、臀部抬高,头偏向一侧,两上肢沿床面前伸,使双膝、胸部与臀部形成一个三角形,而以前两者为支撑点,使脊柱与床呈45°角。这是乙状结肠镜检查的常用体位,对身体短小、肥胖病人,此种检查体位最为适合。但此种体位舒适度差,病人难以耐受长时间检查,对病重或年老体弱者不很适用。

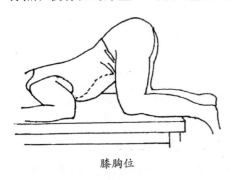

膝胸位

(3)截石位

又称膀胱截石位。病人仰卧,两腿放在腿架上,将臀部移至手术台边缘。加强截石位,患者仰卧在床上,两大腿

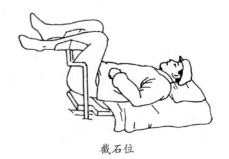

截石位

分开向腹部侧曲，使双膝尽量靠腹壁。两侧小腿下段近于踝关节的稍上方放在腿架上，臀部靠近床边。对于肥胖病人，因侧位不易暴露其肛门，因此常采用此种体位。但此体位上下台费时，如做示教手术，观察空间亦较小。又因患者两腿抬高，助手活动不便。

（4）倒置位

又称颠倒位或折刀式。病人俯卧，两臂舒适地放于头前，两膝跪于床端，臀部高起，头部稍低。这种体位在施行肛门直肠手术时，可以减少因静脉充血引起的出血或其他病理改变。还利于暴露直肠下部，手术方便，以避免肛门直肠内容物流出污染手术区，生殖器暴露少。也适用于直肠窥器和乙状结肠镜检查。

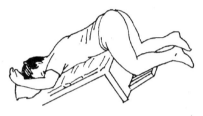

倒置位

（5）蹲位

病人下蹲用力努挣增加腹压。此种姿势可以用来检查低位息肉、肛门乳头瘤、晚期内痔和静脉曲张型混合痔并有肛管外翻者，以及直肠脱垂等。

（6）弯腰扶椅位

又称为站立躬身位。病人上身向前弯腰，双手扶椅子，髋关节呈90°屈曲，头稍抬高，裤下脱至肛门部暴露良好为度。此体位不需特殊设备，简便易行，适用于人数多的检查，但暴露不够充分。

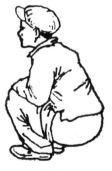

蹲位

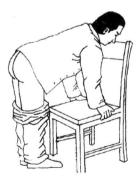

弯腰扶椅位

为什么肛肠病指诊很重要？

肛门指诊检查是医生用手指在患者肛门内进行触摸。其在肛肠疾病诊治过程中具有十分重要的作用，多种肛门和直肠疾病可依此确诊；同时也是最经济、最实用的检查方法，具有较强的直观性和可靠性，可为进一步的治疗提供依据。

通过肛门指诊检查能对患者肛门皮肤做痛觉、触觉、温度觉的测试，可辅助检查肛瘘的行径、瘘管与肛门直肠环的关系、肛管腔有无狭窄及肛门括约肌的紧张程度；还可以了解相邻脏器的情况。指诊的高度，一般可达 8cm 左右，也可因检查者手指的长短而异，麻醉下可达 10cm。手指的感觉敏锐，活动灵活，可以在直肠黏膜、肛管皮肤区发现很小的结节；指套上带血迹、脓液，可以帮助早期发现直肠癌、肛裂、肛瘘、痔核等，是器械无法代替的检查方法。

什么是肛门镜及结肠镜检查？

肛门镜检查是肛门直肠疾病的常规检查方法之一，适用于肛管、齿线附近及直肠末端的病变。常用的肛门镜的长度约 7cm 左右，内径有大（2.2cm）、中（1.75cm）、小（1.43cm）三型（见彩图 2）。传统肛门镜材质有一次性塑料的，还有反复使用的不锈钢制肛门镜。在肛门镜下我们可以看到直肠黏膜颜色，有无溃疡、出血、息肉、肿瘤及异物等。在齿状线处注意有无内痔，肛瘘内口、肛乳头及肛隐窝有无炎症等。

结肠镜比肛门镜更长，可以在直视下观察全部大肠，为采取活检标本进行病理分析和疾病的早期诊断提供了重要的手段（见彩图 3）。近年来介入疗法的发展在结肠镜的应用上也十分突出，如对有蒂息肉的切除，结肠内的给药治疗，在手术中帮助术者探查肠腔内的病变，避免误诊和遗漏，大肠癌筛查等方面起到了不可或缺的作用。患者行结肠镜之前需提前 4 小时行肠道准备，目前常用复方聚乙二醇电解质散 137.5g，用 2000~2500ml 温水冲服。嘱患者小口慢吞咽，至多次排出纯水样便即可。

哪些人应该行结肠镜检查？

（1）原因未明的便血或持续粪便潜血阳性者；

（2）有慢性腹泻、长期进行性便秘、大便习惯改变、腹痛、腹胀等下消化道症状且诊断不明确者；

（3）X 线钡剂灌肠检查疑有回肠末端及结肠病变，或病变不能确定性质者；

（4）X 线钡剂灌肠检查者阴性，但有明显肠道症状或疑有恶性变者；

（5）低位肠梗阻及腹部肿块，不能排除结肠疾病者；

（6）不明原因的消瘦、贫血；

（7）需行结肠镜治疗者，如结肠息肉切除术、乙状结肠扭转或肠套叠复位等；

（8）结肠切除术后，需要检查吻合口情况者；

（9）结肠癌术后，息肉切除术后及炎症性肠病治疗后需定期结肠镜随访者；

（10）肠道疾病手术中需结肠镜协助探查和治疗者；

（11）需行大肠疾病普查者。

肛肠手术常用什么麻醉方法？

在临床肛门直肠手术中，常用的麻醉方法有：针刺麻醉、局部麻醉、肛管麻醉、骶管麻醉、硬脊膜外麻醉，鞍状麻醉、静脉麻醉等方法。如行结直肠肿瘤手术或肠梗阻、肠段切除手术一般选择全麻。

安氏疗法常用什么麻醉方法？

安氏疗法大多数手术主要采用局部麻醉、骶管麻醉和肛管麻醉。

局麻是用药物暂时阻断身体某一区域神经传导的麻醉方法，该方法安全性高。具体方法是将麻药注射于肛门周围皮下组织及两侧坐骨直肠窝内，用以阻滞肛门神经，使其传导消失，达到肛周麻醉的目的。适用于痔疮、肛裂、单纯肛瘘、脱肛、肛乳头肥大、浅部肛周脓肿等手术。

对于较大的、肛门周围间隙的深部脓肿，我们采用骶管麻醉。这种麻醉病人的痛苦小，化脓病灶不易扩散，手术时肛门松弛、视野清楚，利于探查病灶。

肛管麻醉是从齿线处注入麻醉药物，使麻醉药物在齿线上下的内括约肌及皮肤黏膜下浸润，形成肛管区域内良好的手术环境。采用肛管麻醉法进行内痔注射和结扎手术，临床疗效满意。

如何通过观察肛门自我辨病？

如果便时有柔软肿物脱出，色紫暗，便后能还纳者为内痔；如果脱出物为樱桃状带蒂的鲜红肿物为直肠息肉；如果脱出为环状，外观呈球形、圆锥形、牛角形并伴有表面黏液或溃疡糜烂者，多为直肠脱垂；如果脱出物质硬、色白、带蒂、不易出血者为肛乳头瘤；如果肛门出现单个或多个皮肤色柔软肿物为结缔组织外痔；如果突然出现光滑色紫暗的肿物考虑为血栓外痔，若环状伴有水肿甚或糜烂者应注意嵌顿痔的可能；如果肛门外有不规则的毛刺样肿物，形如菜花者考虑为尖锐湿疣。

如何通过大便的外观辨别自己是否患病？

大便检查在肛肠科尤为重要，有时通过大便的外观即能做出诊断。大便检查包括观察外形、硬度、颜色、气味以及有无黏液、脓血及肉眼所见的寄生虫等。此外需做显微镜检查。习惯性便秘者，大便为球形；慢性肠炎患者，大便不成形；溃疡性结肠炎患者，大便伴有黏液、脓血；上消化道出血患者，大便为柏油色；下消化道出血患者，大便鲜红；直肠癌患者，大便变细，常伴有黏液暗血；细菌性痢疾患者，粪便次数多，量少而含脓血；阿米巴痢疾患者，便样为果酱样。粪便的颜色还有助于疾病的鉴别，如阻塞性黄疸患者，粪便为灰白色；结核性腹膜炎患者，大便为油灰色。显微镜检查有助于潜血检查和对寄生虫的了解。

便血会是什么病？

多种肛门直肠疾病会出现便血，应根据发病年龄，便血的形式、多少、颜色及伴不伴有疼痛等症状综合分析加以判断。如果大便呈柏油状或呈黑色，出血部位多在上消化道，即胃和十二指肠出血的可能性居多。如果血色紫红，混有黏液，并伴有恶臭，应考虑肠道肿瘤，特别是直肠癌

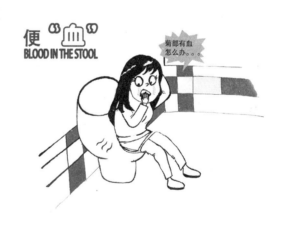

的可能。如果便血呈鲜红色，且成滴状附于大便表面的，出血部位大多在肛门或距肛门不远的部位。值得注意的是，上消化道大量出血时，由于血液在胃肠道停留时间短，血色也可以是鲜红的，这一点需要仔细鉴别。

儿童出现便血，多为直肠息肉。一般息肉出现的便血，血色鲜红、无痛，血与大便不混合。若儿童出现阵发性腹疼、右下腹可摸到肿块、血便呈果酱状，应高度警惕小儿肠套叠的发生。出现以上症状时，应该及时到医院就诊，以免贻误病情。

　　成年人出现黏液状血便，并伴下腹部疼痛、大便次数多，每天在 3~4 次以上时，多为溃疡性结肠炎。便血呈鲜红色，常挂于干硬大便的一侧，大便后肛门出现周期性疼痛的，多为肛裂。

　　需要注意的是，有些疾病出现的便血量较小，常常用肉眼不能发现。而少量的消化道出血，是早期直肠癌的重要症状，如能尽早发现便血，对确诊疾病及把握良好的治疗时机有着重要的意义。临床上一般以大便潜血试验来检查粪便中混有的少量血液。当病人发现自己有便血的症状时，应尽早去医院就诊，通过化验、X 光、内窥镜等各种检查，确诊疾病，及早治疗。

　　出现肛门直肠出血的疾病一般按部位可分为四大类。

　　（1）肛门疾病

　　大多数肛门疾病都有便血的表现，痔疮、肛裂出现的便血都是便后滴血，严重的甚至喷血，血色鲜红，血与粪便不混合，肛裂出现的便血常伴有排便后肛门疼痛。痔疮出血，常常是在用力排便时，有小肿块由肛门内向外凸出，并伴有滴状或喷射状鲜血排出，出血量可大可小，内痔出血常常无痛。

　　（2）直肠疾病

　　直肠息肉是直肠的良性肿瘤，大便带血是直肠息肉的主要症状，距肛门很近的直肠息肉有时也会脱出肛门以外。此种疾病常见于儿童。如果有人（尤其是老年人）持续便血，有下坠感，大便次数增多，便秘与腹泻交替出现，同时体重在短期内明显下降，提示有直肠癌发生的可能，这样的情况必须引起高度重视。

　　（3）结肠疾病

　　结肠同直肠一样，也可有息肉与癌症的发生。溃疡性结肠炎、痢疾等病也可出现便血，此类便血多半混有黏液或呈脓血便，同时患者伴有腹痛、发热、里急后重等症状。此外，一些比较少见的疾病，如肠伤寒、肠结核、肠套叠等，也会有便血的症状发生。

　　（4）全身性疾病

　　白血病、再生障碍性贫血、原发性血小板减少性紫癜、血友病、尿毒症以及某些少见的传染病如鼠疫、斑疹伤寒等，都会出现便血。但便血的同时，会有全身其他部位的出血现象，鉴别起来并不困难。

肛内肿物脱出是什么病？

痔疮、直肠脱垂、肛乳头肥大和直肠息肉等肛门直肠疾病均可见肛内肿物脱出肛外，可根据以下特点加以鉴别。

内痔脱出，中期内痔常于排便时脱出，便后可自行还纳，晚期内痔脱出后不能自行还纳，须用手推回肛内。排便时可见出血，痔块柔软，多呈紫红，痔核之间可见凹陷的正常黏膜。指诊时括约肌收缩力正常。

直肠脱垂分为直肠黏膜脱出和全层脱出，脱出物较大，一般无出血，时有黏液，呈环状，为充血的正常黏膜。指诊可见括约肌松弛，病史较长。

直肠息肉和肛乳头肥大，息肉位于齿线上的直肠黏膜，有蒂、质软、不痛、易出血，覆盖着直肠黏膜，呈球形，鲜红或红紫。肛门肥大乳头则位于齿线，质硬，有压痛，不出血，覆盖着肛管上皮，色白。

肛管直肠癌的脱出物多为菜花样肿块，质硬，伴有溃疡、疼痛、脓血和特殊恶臭。

肛门直肠疼痛有哪些原因？

肛门直肠疼痛是肛肠疾病出现的最常见的症状，解剖和生理学的位置决定了其疼痛多发生于下腹部、会阴部，肛缘及直肠下段。引起肛门疼痛的疾病可根据其引起疼痛的原因分为两类。

（1）肛门疼痛与排便有关

①患者于排便时感觉有烧灼样痛，排便

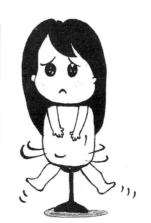

后又出现周期性的剧烈疼痛，常常持续 10 分钟至数小时，此种情况多数由肛裂引起。②患者有内痔脱出的病史，排便后内痔不能回缩，引起局部水肿及持续性疼痛，这种情况多数是绞窄性内痔。③患者排便时感觉肛门某一侧针刺样疼痛，排便后数分钟，疼痛自然消失，多属肛隐窝炎。④排便时突然发生疼痛，肛门边缘一侧出现紫黑色圆形肿块，水肿严重者肿块发亮，并伴有持续性疼痛，应考虑是血栓性外痔。

（2）肛门疼痛与排便无关

①肛门周围出现不明原因红肿，并伴有发热等全身症状，肛门周围及肛管内出现胀痛、跳痛，并不断加重，有时肛门周围还可触到肿块，有的还有下坠感，多半有肛门周围感染。②有长期持续、不断加重的肛门疼痛，并伴有下坠感和大便次数增多，偶尔可摸到肛门内不规则的硬块，应怀疑为肛管癌。③少数肛门疼痛是由异物引起，比如误食鸡骨、鱼刺、带壳的瓜子，嵌顿于肛管，会出现肛门部突然疼痛，并于大便时加重。个别情况下异物是由肛门推入，引起疼痛。

肛旁出现肿物会是什么病？

正常的肛门是平整的，常因肌肉收缩，形成许多放射形的皱襞。成年人的肛门出现小的皮赘，最常见的就是外痔，一般无明显症状。当外痔生于肛门后位时，多是由于肛裂反复发作形成的哨兵痔。当外痔发炎、肿痛时，大多合并血栓形成（为痔内的血管破裂、出血引起），这时肛周的小肿块出现明显疼痛。此外，肛旁出现肿物还可能为以下疾病。

（1）内痔嵌顿

内痔出现嵌顿水肿时，也会出现肛周一侧或环状肿块，同样也是由血栓引起的。

（2）血栓外痔

多急性发作，疼痛明显，发于肛门两侧皮下，呈圆形，可扪及血栓。

（3）结缔组织性外痔

多位于肛管和肛缘，如鸡冠样隆起，平时不痛不出血，发炎时可有肿胀、疼痛。

（4）肛管疣

也位于肛管和肛缘，但形如米粒、黄豆，突起于皮肤之上，基底小，色粉红兼紫或紫暗。

（5）肛周脓肿

有时肛门边缘在没有诱因的情况下，生出皮下包块，像个疖子，这种情况不能忽视，常常是肛门里边感染后形成的肛门周围脓肿。在肌肉深部形成的脓肿，疼痛更为厉害，还常常伴有发热和排便困难，早期切开引流是唯一的治疗办法。

（6）肛管癌

在肛门口生长的肿块，经数月乃至数年，硬如石头，且伴有疼痛，首先应想到肛管癌的可能。

（7）肛门尖锐湿疣

在肛门外迅速生出一片肉刺样、苔藓样肿块，不痛但分泌物很多，常伴有肛门瘙痒，这是一种病毒感染，可由不良卫生习惯或不洁的性接触引起，应及早就医治疗，以防传染他人。

（8）直肠脱垂

呈环状圆柱形或牛角形直肠外翻，可长达10余厘米，一般无痛，脱出肠段较大者，多需手法还纳，未及时还纳者有可能造成嵌顿。

（9）直肠息肉

长在直肠下段的息肉，排便时也可脱出肛外，有时会被误认为内痔。小儿的直肠息肉，脱出时呈樱桃状，鲜红色，常伴有出血，一般无痛，但无论何种息肉，都属于肠道良性肿瘤，应及时手术切除。

（10）肛周皮脂腺囊肿

俗称"粉瘤"，主要由于皮脂腺排泄管阻塞，皮脂腺囊状上皮被逐渐增多的内容物膨胀所形成的潴留性囊肿，为缓慢增长的良性病变。囊内有白色豆渣样分泌物。可发生于任何年龄，但以青壮年多见，好发于头面、颈项和胸背部，肛周部也很常见。皮脂腺囊肿突出于皮肤表面，一般无自觉症状，如继发感染时可有疼痛、化脓。

肛门流脓是怎么回事？

肛门流脓多见于以下疾病。

（1）肛瘘

这是引起肛门流脓最常见的原因。肛瘘是肛管皮肤外口与齿线附近或直肠壁内口相通的瘘性管道，形成肛瘘前都有肛门肿痛病史。肛瘘流脓呈间歇性发作，流脓前肛门肿痛，流脓后肿痛缓解。

（2）肛周的毛囊炎

好发于尾骨及肛门周围，有排脓的外口和短浅窦道，特征是在外口内有毛发和小毛囊。

（3）化脓性汗腺炎

好发于肛周皮下，有广泛的病区和多个流脓的疮口，疮口间可彼此相通，形成皮下瘘管，但瘘管不与肛门齿线与直肠相通，有广泛慢性炎症和瘢痕形成。

（4）骶尾骨结核

病程较长，有全身性结核病史及结核症状，X线摄片后可见骨质损害，与肛门直肠病无关。

（5）骶骨前畸胎瘤

临床有时与直肠后脓肿相似，但直肠后肿块光滑，无明显压痛，有囊性感及分叶。X线检查可见骶骨前有肿物，将直肠推向前方或一侧，可见散在的牙齿状钙化阴影。

肛门瘙痒是怎么回事?

肛门瘙痒是肛门病中常见的症状,男女老少均易发生,尤其以20~40岁安静少动的人多发。引起肛门瘙痒的原因很多,可分为全身因素和局部因素两类。

（1）全身因素

全身因素引起的肛门瘙痒,起病原因以对食物、药物过敏居多。一些人饮酒或食用鸡蛋、鱼、虾及一些刺激性食物,如辣椒、芥末后,会引发肛门瘙痒。一些人对某些药物如抗生素、吗啡、奎宁等过敏,服药后也可引发此症。此外,患一些慢性疾病如糖尿病、风湿病、痛风等,也可伴发肛门瘙痒。患肝胆疾病,胆汁瘀积引起出血和皮肤内胆盐含量增高,刺激神经末梢,可引起强烈、持久的全身性瘙痒。尿毒症患者也有全身瘙痒症出现。

据某些专家研究,肛门瘙痒症的发生与神经精神因素及家族遗传有关。一些人在受惊吓、过度兴奋或过度紧张时会出现肛门瘙痒的症状,更年期妇女及更年期男子也容易出现肛门瘙痒的症状。老年人出现肛门瘙痒属于老年性瘙痒症,多与皮肤的萎缩、干燥、变性有关。

（2）局部因素

局部因素引起的肛门瘙痒多见于寄生虫病、肛门皮肤病及各种肛肠疾病。

1）寄生虫病。引发肛门瘙痒症的寄生虫病中最常见的是蛲虫病,瘙痒多在晚间睡眠时加重,这是由于睡眠时肛门括约肌变得松弛,雌性蛲虫爬到肛门外产卵从而引起肛门周围奇痒。此外,阴虱、滴虫等也可引起肛门瘙痒。

2）肛门皮肤病。肛门皮肤病包括肛门周围湿疹、神经性皮炎、股癣、肛门疣等,患有痔的病人,由于粪便常附着于痔体间或肛门皮肤的皱襞里,也会刺激肛门,引起肛门瘙痒症。

3）肛肠疾病。痔疮、肛瘘、脱肛、直肠炎及肛门手术后,因肛门周围分泌物增多,刺激皮肤发炎,均会引起肛门周围瘙痒。此外,还有一种原因不明的原发性肛门瘙痒症,这是一种局限性的神经机能障碍性皮肤病,开始出现于肛周，而后可以蔓延到整个会阴及外阴、阴囊部。本病发病机理并不十分明确，一般认为是表皮内游离的神经末梢受物理化学的因素刺激，导致局部组织胺激肽等化学介质释放，作用于神经末梢，产生痒觉。

肛门潮湿是怎么回事？

肛门在正常情况下可有少量分泌物，是由肛门皮肤汗腺分泌的，分泌物增多时，多半提示有某些疾病发生。

肛门潮湿，伴有瘙痒，以渗出为主，并有各种各样的皮肤损害，如有丘疹、红斑、糜烂、结痂、脱屑、苔藓化等变化，为肛周湿疹或皮炎。由于肛周脓肿破溃后脓液污染造成刺激引起的皮肤反应，见肛周分泌物增多时，从治疗上必须先治疗肛瘘，皮炎才会治愈。

另外，直肠脱垂、晚期内痔以及急性嵌顿痔等，在直肠黏膜和痔黏膜外翻出肛门时，会将直肠分泌物带出到肛门外，也可造成肛门潮湿。

老年性肛门括约肌松弛以及因手术和其他原因引起的肛门括约肌失禁，都可造成肛门闭合不良，导致直肠分泌物外溢。

晚期直肠癌患者，会有带恶臭的脓血性分泌物自肛门流出，也可因癌肿造成肛门失禁和肛门周围瘘管，从而造成肛门潮湿，但这种原因造成的潮湿，通常伴有下坠和明显疼痛及肛周脓肿。

肛门坠胀是怎么回事？

肛门坠胀感是肛门直肠疾病特有的症状，因为直肠下段是内脏神经支配为主，所以直肠部位患病，疼痛不明显而下坠感明显。

当患了直肠炎、痢疾、溃疡性结肠炎时，病情越重，下坠感越明显。与此同时，会出现大便次数增多及脓血便。这种病需通过直肠镜、纤维肠镜检查及化验和病理检查才能确诊。

肛门坠胀感也是直肠癌的典型症状。由于直肠癌与一般炎性肠病一样，也有脓血便和便频，不容易区分，所以出现明显肛门坠胀感等症状，应及时就医治疗。在直肠癌晚期除坠胀感加重外，还会出现排便困难和剧烈疼痛。

老年性便秘引起的直肠粪块嵌塞，也可引起持续的肛门坠胀感、便频和稀便，但没有脓血。详细询问病史，有数日没有大便的情况，指诊检查可触及干硬的巨大粪块，用手法抠出粪便，症状即可消除。

当直肠外生长有较大体积的平滑肌瘤、脂肪瘤、骶前囊肿时，也可引起肛门坠胀感。骶神经的某些病变以及肛门神经官能症，虽然没有实质性病变，也会出现肛门坠胀感，诊断时应详细检查，排除其他器质性病变后，才能下结论。

哪些肛肠疾病会出现腹痛？

肛肠疾病的腹痛主要是由大肠，包括阑尾、结肠、直肠各部位出现的病变所引起的。这些疾病包括炎症、肿瘤、溃疡、穿孔、梗阻、肠扭转等。

根据起病的缓急可分为急性腹痛和慢性腹痛。急性腹痛起病急、病情发展快，症状重，称之为急腹症。肛肠疾病中如阑尾炎、乙状结肠扭转、结肠憩室穿孔、肠套叠等都属于此类。有些疾病发病常常由较轻的腹痛渐变为较重的腹痛，因此临床上容易被忽略，延误诊断。大肠癌、肠结核、溃疡性结肠炎、粘连性肠梗阻等慢性腹痛合并急腹症或引起肠穿孔，应尽快手术。

从疼痛部位看，肛肠外科病引起的腹痛主要在下腹部。肠道炎症明显的时候，常会波及临近的腹壁肌肉，引起局部的触痛和肌紧张。由于神经分布的关系，大肠的炎症可引起反射性腹痛。如克罗恩病、阑尾炎、回盲部套叠、阿米巴痢疾等，常引起右下腹痛。乙状结肠溃疡性结肠炎可出现左下腹痛。

直肠的病变常常有下坠感和腰骶部的疼痛。左右季肋部的疼痛多与结肠功能
紊乱或过敏性大肠症候群有关。凡是因肿瘤、狭窄或其他原因引起的梗阻，
在腹部的相应部位都会出现疼痛。

从腹痛的性质看，出现阵发性腹痛多为肠梗阻或肠痉挛。持续性钝痛多
见于局部感染，如阑尾脓肿。如果腹痛患者喜温喜按，一般多为肠粘连造成
的不全梗阻或肠痉挛。反之，拒按并伴有发热者，常为腹膜炎或阑尾炎。突
然发生的剧烈腹痛常常提示肠穿孔、肠狭窄或肠系膜血栓形成。

肛肠手术后，由于肠功能减退，或肛管排气不通畅，常出现腹胀，并伴
有游走性腹痛。经肛管排气后，疼痛立即缓解消失。

哪些肛肠疾病会出现腹泻？

引起腹泻的疾病很多，可以是原发于肠道本身的病变，也可以继发于
肠道以外的其他疾病。肠道本身病变引起的腹泻一般分为功能性和器质性
两种。

肠道没有具体的病变，由于长期服用泻药、某些致敏的食物及药物过敏、
自主神经功能紊乱等原因引起的腹泻，为功能性腹泻。此类腹泻一般为无痛
性黏液性腹泻。无阳性体征，无体重减轻和贫血。

所谓器质性病变腹泻是指肠道本身病变引起的腹泻，常见的有溃疡性结
肠炎、克罗恩病、憩室病、肠道肿瘤以及缺血性结肠炎等。还有一些特殊的
结肠炎也有腹泻症状，如细菌性痢疾、阿米巴性痢疾、肠结核以及肠道寄生
虫病等。

腹泻常常伴有其他的症状，其中腹泻伴有脐下疼痛、排便后疼痛缓
解，常提示为结肠的病变。腹泻与便秘交替者，常见于肠结核、结肠癌及
结肠过敏等病。腹泻伴有里急后重常见于慢性菌痢、溃疡性结肠炎、直肠
癌等。腹泻伴有腹胀，见于慢性的不全肠梗阻。腹泻伴有腹部压痛，常见
于菌痢、结肠癌、肠结核、克罗恩病、结肠憩室炎等。腹泻伴有腹部肿块

时，应考虑结肠癌、增生性肠结核及克罗恩病等。有时肠痉挛导致的腹泻，也出现腹部肿块，但时有时无。老年便秘患者于左下腹扪及肿块时，多为粪石。

如何从饮食上预防肛肠病？

我们先看看中医学是怎样论述饮食与肛肠病关系的。《黄帝内经》说："因而饱食，筋脉横解，肠澼为痔。"饱食泛指饮食不节，可致肛门血管松弛扩张而成痔。《疮疡全书》说："食肥腻，胡椒，辣椒……风热下冲，乃生五痔。"指出过食肥甘辛辣食品可得痔。《奇效良方》载："酒热之毒，流于脉……内注大肠……以火就燥，则大便闭而痔瘘作矣。"说明过量饮酒也可以得痔瘘。这些论述说明不良的饮食习惯是导致肛肠病的重要原因。

因此要想预防肛肠病，就应先从饮食上加以注意，应多食蔬菜、粗粮等清淡食品，对于辣椒、芥末、烈酒以及油腻、煎炸、海鲜、生冷等食品，尽量少食或不食。

（1）少食辣椒及酒类

辣椒、酒类对直肠黏膜有直接刺激作用，过度进食会引起直肠黏膜充血、扩张而形成痔疮。辣椒和酒类也会刺激肛门瓣及肛窦，引起局部发炎而导致肛窦炎、肛乳头炎、肛周脓肿等疾病。

（2）少食肥甘厚腻

食肥甘厚腻极易引起便秘，而长期便秘是导致肛肠疾病的重要原因。有报道，欧美等国每10万人中就有42.2人患大肠癌，这些人都不同程度存在排便间隔时间延长，排出困难。

（3）避免偏食高脂肪、高蛋白、低纤维素食品

一般认为，偏食高脂肪、高蛋白、低纤维素食品，可使肠道内胆液和厌氧菌增多，其中厌氧的梭形芽孢杆菌能将脱氧胆酸转变为致癌物质3-甲基蒽。此外，高脂肪食物中某些成分在肠道里还可能被分解为有致癌作用的不饱和

胆固醇。

（4）少食生冷食品

生冷食品极易导致腹泻，而腹泻也是引起肛肠病的原因。

（5）多食蔬菜、水果

多食蔬菜、水果的好处在于其中含有大量的纤维素。当纤维素通过消化道时可吸收水分膨胀起来。膨胀的纤维素一方面通过胀大的体积来刺激和加强胃肠蠕动，使消化、吸收和排泄功能加强，另一方面还可以把食物中不能消化的某些成分、消化道的分泌物、肠内细菌和机体代谢中产生的有害物质都裹起来形成粪便，从而使粪便通畅易行，既减少痔疮的发病因素，又有防癌作用。

如何在生活中预防肛肠病？

中医学对不良生活习惯导致的肛肠病有很多论述，如《外科正宗》说："因久坐而经脉不行……以及担轻负重，竭力运行，气血纵横，经络交错……俱能发痔。"《外科大成》说："妇人或难产，小儿或夜啼等因，致气血纵横，经络交错，流注肛门而成痔矣。"《太平圣惠方》说："久忍大便，使阴阳不和，关格壅塞，风热之气下冲肛肠。"

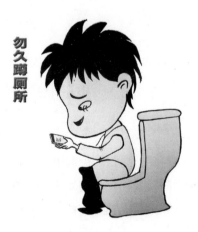

在生活中预防肛肠病，要求做到以下几点。

（1）避免过度疲劳，纠正不良姿势，劳逸结合。避免负重久行、长途奔波，防止过度疲劳，避免久坐、久站、久蹲。

（2）加强全身和局部的功能锻炼，提高抗病能力。

（3）纠正不良排便习惯，预防便秘。

（4）改变卫生习惯，保持肛门清洁。

每次大便后清洗肛门，尤其是腹泻后。天气过热，出汗过多或久行后都应清洗肛门。一般用温水清洗即可，若感肛门不适，如痛、痒等，应用苦参、黄柏、明矾等一些清热燥湿的中药煎汤坐浴，内裤应勤换。

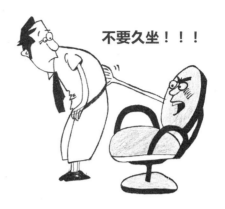

（5）调整自己的情绪，保持心情平和，避免过度激动、忧伤和紧张。

哪些保健操有益于肛肠病的预防，怎样操作？

肛门保健操是一种简便易行的医疗保健操，常做可有病治病，无病防病。做操时应注意排除杂念，注意力集中于肛门，保持呼吸均匀，操作速度应均匀有节律。

（1）早晚操

清晨起床和晚上睡觉前，先仰卧，双腿伸直，双手交叉放置于脐上，然后均匀用力收缩肛门30次，每次收缩1秒钟。

（2）便后操

每次便后用温水清洗肛门，以右手食指向上轻揉肛门60次，然后收腹做深吸气，同时用力收缩肛门30次。若患者有脱肛、肛门松弛或因肛门瘢痕等原因引起不完全失禁时，可在操作后再以食指压长强穴（肛门至尾骨尖的中点），由弱到强顺时针按摩60次，然后以中指及食指沿肛门至会阴部位顺时针按摩60次。

（3）内养功

取右侧卧位，略前俯，右臂屈曲在身旁，手放在离头6cm处的枕头上，掌心朝上。左臂自然舒展，手放在髋上，掌心朝下。双腿自然屈曲。双眼轻轻闭合，口唇合拢，上下牙齿轻轻接触，舌自然放平。要求全身放松，姿势自然。然后闭口行腹式呼吸。先缓慢而细深地吸气，接着呼气，然后停顿暂不呼吸，但不使劲闭气，将意念守在小腹的丹田。同时将舌头轻轻抬起并默默念字，然后将舌落下，又开始第二次吸气。整个过程即：吸气 - 呼气 - 停顿（抬舌默念）- 落舌 - 吸气，如此往复循环进行。停顿时间为 3~7 秒。每次20~30 分钟，每日 1~2 次。

（4）引导功

这是一种以肢体运动、呼吸运动的自我按摩相结合的综合锻炼方法。具体做法：左下肢足部踏地，右下肢屈膝，双手抱住膝关节下方犊鼻至足三里部位，然后两手及双上肢用力使右腿膝部尽量向身躯牵拉，稍停片刻后进行调换，右下肢足部踏地，左下肢屈膝。同上方法连续操作 28 次，每日1~2 遍。

肛肠病合并心脑血管病怎么办？

临床上同时兼有心功能不全、重度心律失常及房室传导阻滞、心肌梗死、高血压、脑梗死等心脑血管病的肛肠病患者，在选择治疗方案时应考虑到心脑血管病所能承受的程度，不恰当的治疗方法可能会诱发或加重这些疾病。这就要求患者在治疗前不能隐瞒病史，医生应详细询问有无心脑血管病的临床症状并作相关检查。

对高血压病患者，要求先服药控制血压，血压正常后方可采取手术治疗。若患者胸闷、胸痛、心慌、心悸，心电图检查有明显异常，应禁止即刻手术，可采用保守疗法。如果是肛周脓肿伴全身重度感染等急性病，可采用息手术方法，行局部切开引流术，并全身抗感染。对临床症状轻，有关检查属轻度心脑血管疾病者，可在征求患者同意情况下采取相应术式治疗，但应尽量避免采用时间长、痛苦大的手术。

总之，治疗这类疾病，一方面要求医生选择适当的治疗方案，对患者则要求有积极乐观的态度，充分放松心情，这对治疗是极为有利的，有时可起到药物所不能代替的作用。

肛肠病合并结核病怎么办？

结核病是一种具有传染性的慢性全身消耗性疾病，目前在我国发病率有上升趋势。中医学认为这类患者体质虚弱、气血不足。合并结核病的肛肠病患者经手术后疮口较难愈合，处理不当，将会影响到肛门功能。因此，在肛肠病治疗前怀疑有结核病时应先检查有无结核病。

结核病较常见的是肺结核，其他还有肠结核、肾结核和结核性腹膜炎等。结核病原发部位多在肺，患病时临床常见有咳嗽、痰内带血、长期低热、消瘦、乏力、盗汗、食欲不振等症状；但有时早期可无任何症状，通过 X 线检查可发现病灶。

治疗合并结核的肛肠病，原则上应避免手术，但对肛周脓肿、肛瘘、急性嵌顿痔等肛肠病可在抗结核的同时考虑手术，对高位脓肿和肛瘘要避免一次完全切断肛门直肠环。手术后在全身抗结核的同时，局部换药亦可使用抗结核药。饮食方面应多食富含营养的食物，如牛乳、甲鱼、豆浆、水果等，忌食辛辣刺激、动火燥液之品。

肛肠病合并糖尿病怎么办？

糖尿病是一种消耗性疾病，随着人民生活水平的提高，由于不合理膳食，导致该病发病率呈上升趋势。临床以"三多一少"（即多饮、多食、多尿、体重减轻）为主要症状。早期也可无症状，但检查可见空腹血糖升高，尿糖、葡萄糖耐量试验阳性。

糖尿病患者的生理代谢严重失调，体内蛋白质及脂肪缺乏。水电解质平衡失调造成体内营养障碍，抵抗力下降，使致病菌易侵入体内。同时由于血糖过高，细菌也易滋生繁殖。故糖尿病对肛肠手术的直接影响是术后创口易感染，愈合缓慢。

合并糖尿病的肛肠病的治疗，必须先严格控制血糖，一般空腹血糖控制到 9mmol/L 以下再考虑手术治疗。手术应严格消毒，术后及时换药。在饮食方面既要控制进食量，防止血糖升高，又要保证有足够的营养帮助创面生长。主食以米、面、玉米、小米为主，蔬菜可食用南瓜、菠菜、芹菜、茄子、黄瓜等。少量食用瘦肉、鸡蛋，禁食高糖类食物，水果也应少食。

肛肠病术前应如何进行常规准备？

肛肠病患者在术前应在医生指导下做必要的准备，以便更好地配合手术。

（1）思想准备

患者对手术应有正确的认识，消除紧张焦虑心理。有些患者听说要手术，吃不下，睡不着，精神极度紧张，还没上手术台，就快要虚脱了，使手术无法进行。尤其安氏疗法的肛肠手术已基本没有什么痛苦，根本用不着紧张。

（2）饮食准备

绝大部分肛肠手术不要求患者禁食，但应在手术当日进食少量少渣食品，因为肛肠手术要求 24 小时后再排便，这样可避免手术当日排便，污染伤口。

（3）肠道准备

一般不需要清洁灌肠，只要求术前排便一次。若有便秘，可用开塞露或甘油灌肠剂灌肠协助排便。

（4）术野准备

若条件允许，给患者在术前备皮一次，然后用温开水清洗肛门。

（5）病史交代

术前不能隐瞒其他病史，尤其是既往有药物过敏、心脏病、高血压、糖尿病、结核病及有出血倾向性疾病等病史一定要交代清楚，以便医生做进一步检查，确定治疗方案，做好术前准备，以防术中出现意外。

肛肠手术有哪些禁忌证？

从全身状况而言，各种肛肠手术的前提必须是：患者身体健康，血、尿、便常规化验以及胸透、心电图检查无异常，近期无腹泻，无严重心、肝、肾等疾患发作。如果有传染病、严重慢性器质性疾患及体质过弱者，应作适当内治法调理方可施行手术；就局部情况而论，每个手术皆有它具体的适应证与禁忌证，尚需具体情况具体分析。因此，是否手术及手术术式的选择，要权衡具体个体的全身和局部情况。

有以下疾病或情况者应尽管避免手术治疗：①凝血障碍性疾病，如白血病，凝血因子缺乏等；②肺结核活动期；③严重高血压病；④心脏病；⑤脑血管意外；⑥糖尿病血糖控制不佳者；⑦尿毒症；⑧肝硬化；⑨孕妇以及其他导致身体极度虚弱的疾病。

肛肠术后如何进行常规护理？

肛肠术后常规护理包括以下 5 个方面。

（1）小便护理

肛肠术后一些患者出现小便困难，多是因为肛门收缩导致尿道括约肌收缩引起，只要小便时肛门放松就可顺利排出。

（2）大便护理

尽量保持每日一次大便，防止便秘和腹泻，有关方法参看相关章节。

（3）便后坐浴

每次排便后必须用药水或温水坐浴，对肛周脓肿等术后开始几天局部泌物多者，除便后坐浴外还应视具体情况增加坐浴次数。坐浴时的水温以不烫为度，不要熏，也不要坐浴过久，一般 3~5 分钟，坐浴时尽量选取蹲位。

（4）创口换药

住院患者有医生换药，门诊患者可自行换药。在坐浴后用医生给开的药涂于局部，再包上纱布或干净的软卫生纸。

（5）并发症护理

如发现便血较多或持续不止，或肛门疼痛较剧持续不减轻者，应去医院请医生检查，再做相应处理。

肛肠术后如何进行饮食调护？

肛肠术后合理的饮食调护可以增强患者对疼痛的耐受程度，促进伤口愈合，减少术后并发症。术后原则上要求进食高蛋白、高热能、高维生素、高水分食品。高蛋白食品有各种肉类、豆类、蛋等。对肛周脓肿和肛瘘手术创口较大者可多食猪肘、猪蹄等胶质丰富的食品。高热能食品是指碳水化合物，如米、面等。高纤维素食品是指蔬菜、水果类食品。临床上我们还发现吃海参也有利于伤口愈合。此外还应注意术前和术后3日内尽量进食少渣食品，可避免术后短时间内排便。术后不能立即进食牛奶、糖等，避免造成或加重肠胀气。

肛肠术后为什么会感到伤口疼痛，应如何处理？

肛门术后的疼痛分两种，反射性痛和炎症性痛。因为人体肛门区域神经丰富，属脊神经支配，痛觉非常敏感，所以手术创伤和炎症刺激都可导致疼痛。疼痛有以下原因：①患者因恐惧，对疼痛极度敏感，肛门括约肌处于紧张状态，稍有刺激便可引起疼痛。这种疼痛主要出现在手术时和术后换药。②术后感染、创口水肿、便秘、异物刺激亦可引起疼痛。③肛门狭小，大便时用力撕裂肛管皮肤引起疼痛。④创伤面较大，愈合后瘢痕过重，瘢痕挛缩压迫神经末梢而引起疼痛。

对轻度的疼痛不需处理，疼痛剧烈者根据情况分别处理。如可口服或注射布桂嗪等止痛药；排便困难者服麻仁润肠丸；疤痕性疼痛，轻者无须处理，重者用中药坐浴熏洗或注射地佐辛、氟比洛芬酯等；炎症痛行抗感染治疗，如炎症已化脓时应及时切开。

肛肠术后为什么会腹胀，应如何处理？

肛肠术后出现腹胀的原因主要有：①麻醉，尤以腰麻和骶麻明显，出现在术后当天。②包扎创口的辅料过多过紧，使肛门无法排气。③术后长时间卧床，肠蠕动差。④过食奶、糖等食品。

处理方法：可先用腹部热敷，在征求医生同意后适当松弛包扎创口的绷带，也可请求医生给予肛管排气，必要时口服理气助消化药。

肛肠术后肛门水肿是怎么回事，应如何处理？

肛缘水肿是肛肠手术常见的并发症，水肿后肛门疼痛加剧。水肿的发生多是因切口过多及切口选择不合理等，致局部血液和淋巴回流障碍，血管通透性增加，水分在组织间隙中潴留。此外术后敷料填入不均及大小便困难，下蹲过久，也是导致水肿的原因。

水肿出现后可用中药祛毒汤或安氏洗剂外洗，也可在家用花椒、食盐适量泡水外洗。局部换药时用40%高渗盐水湿敷，或用金黄膏、活血止痛散蜜调外敷。水肿甚者，可做手术减压切口。

肛肠术后为什么会发热，应如何治疗？

肛肠手术后发热有以下原因：①术中失血，出汗失液，身体抵抗力下降导致感冒发热。②术中使用的药物反应，如一些硬化剂和枯痔液。③输液反应。④手术消毒不严格，引起局部感染。⑤脓肿术后患者手术当日发热属感染吸收热，一般抗炎后症状可好转。

肛肠术后发热首先应查明是不是局部感染，通过血常规检查和肛门局部检查一般可以确诊。若确诊为局部感染，应及时行感染部位手术切开，全身抗感染。若不是局部感染，再考虑其他原因，给予对症处理。

若没有其他症状和体征，体温不超过38℃者，应考虑为药物吸收发热，无须特殊处理，一般2~3周自行缓解。若为长期低热、伤口愈合缓慢，应先排除结核可能。

肛门术后为什么会便血，应如何处理？

肛肠手术多是开放性伤口，主要采用局部压迫止血，术后几天时间每次排便时少量出血，便后自止，属正常情况。若出血不止，应立即找医生处理。

肛肠术后便血有以下原因：①术中小动脉未结扎或术后结扎线脱落。②创口包扎时未压紧。③术后当日即排便。④术中使用肾上腺素，术后小动脉出血。⑤注射硬化坏死剂后，痔核坏死感染大出血。⑥使用激光治疗，小动脉破裂出血。⑦患者合并有出血倾向的内科疾病，如白血病、凝血因子缺乏、肝硬化、高血压等。

便血的治疗首先应查明出血原因和出血部位。局部通过使用明胶海绵、云南白药并加压包扎或结扎出血点。全身使用止血药，如注射用蛇毒血凝酶、维生素K、酚磺乙胺等，并适量使用抗生素。失血较多者还应补液、输血、纠正水电解质酸碱平衡。嘱患者控制大便，尽量卧床休息。

肛肠术后大便困难是什么原因，怎样治疗？

若既往无便秘史，肛肠术后大便困难主要是因为患者对排便时引起的肛门疼痛产生恐惧，因而延长排便时间，使粪便中水分被过度吸收而导致大便干结，最终导致排出困难。此外，术后卧床、活动减少使肠蠕动缓慢以及饮食中纤维素少也是导致排便困难的原因。

　　肛肠术后首次排便可用开塞露协助，以后可服用一些润肠药预防，如蜂蜜、麻仁润肠丸等，也可服用乳果糖等来软化大便。

肛肠术后为什么会小便不畅，应怎样处理？

　　肛肠术后小便困难的主要原因：①麻醉因素。麻醉使膀胱膨胀感觉迟钝或消失，膀胱过度膨胀失去张力。②尿道括约肌痉挛。术后肛门疼痛，可使肛门括约肌痉挛，由于肛门括约肌和尿道括约肌由同一神经支配，结果尿道括约肌也痉挛。③卧床后改变排尿习惯。④肛门局部或肠腔敷料填塞过多，压迫尿道。

　　可采用以下方法治疗：①热水袋敷小腹和肛门会阴。②人造水滴声刺激，造成条件反射，增强排尿感。③征求医生同意后松解包扎绷带。④鲜生姜或者生大蒜刺激尿道口。⑤肌内注射新斯的明 0.5~1mg，或 0.5% 普鲁卡因 10~20ml 行长强穴封闭。⑥在脐下四横指腹部正中线，用指尖垂直向下按压片刻，当产生尿意感时即去排尿。⑦ 500ml 生理盐水灌肠，松弛肛门而使尿道括约肌也松弛。⑧膀胱过度充盈，采用导尿。⑨术后第一次小便排出后，如仍感小便不畅，可通过口服中药八正散或车前子少量代茶饮来治疗。

肛肠术后为什么会肛门瘙痒，应怎样处理？

　　肛肠术后肛门瘙痒，可能有以下几种情况：①属创口愈合过程中的正常反应，一般在愈合后期，伤口爬皮，创缘可瘙痒，不用治疗可慢慢消失；

②对术后外用药膏或洗药过敏，可出现肛周皮肤潮红，起丘疹等；③属术后破坏肛门腺体，肛腺液流出刺激肛周皮肤，或手术损伤肛门括约肌，使肛门闭合不严，肠液漏出刺激肛周皮肤；④肛瘘术后的创面大，分泌物多，也可刺激肛周皮肤引起瘙痒。

什么是痔疮?
痔疮有几种?

痔疮会不会
癌变?

痔疮是什么原
因引起的?

第三章

痔疮

什么是痔疮，痔疮有几种？

痔疮又叫痔核，从字面上解释，痔是突起的意思，凡肛门内外突起的柔软肿物都叫痔疮。在以往的肛肠病著述中，大家公认痔核主要是静脉曲张、扩大形成的静脉团。安阿玥教授通过大量的痔核组织病理学观察发现，痔组织内不仅有大量的高度迂曲扩张的静脉，同时痔内间质组织水肿，伴炎细胞浸润，部分血管内有血栓形成。

痔疮分为内痔（见彩图 4）、外痔（见彩图 5）和混合痔（见彩图 6）。齿线是肛门和直肠的交界线，距肛门缘约 3~4cm，形如锯齿。发生在齿线以上的叫内痔，发生在齿线以下的叫外痔，横跨齿线上下的叫混合痔。外痔分为结缔组织外痔、静脉曲张性外痔、炎性外痔和血栓性外痔。

痔疮会不会癌变？

痔疮是不会癌变的，也不会遗传。但是我们大家常常把痔疮和直肠癌相混淆，出现便血就都理所当然地认为是自己的痔疮犯了，殊不知直肠癌也表现为便血，所以建议便血时一定要去医院检查，排除直肠癌的可能。痔疮与我们的生活习惯有关，一般情况不用做手术，因为几乎人人都有痔疮，只是严重与否的问题，如果痔疮已经影响到了你的生活、学习、工作的话，就该考虑治疗了。

痔疮是什么原因引起的？

痔疮形成的原因很复杂，一般认为是多种原因长期作用的结果。

从人体本身看，由于人体是直立的，肛门又位于体腔的最下端，承受压力最大，血液回流的阻力也大，且肛门静脉中没有像下肢静脉中防止回流的静脉瓣，日久易引起血管迂曲扩张而成痔。爬行类动物不患痔的事实也可证明这点。

肛门是人体排泄的"出口"，每天都有粪便从此排出。若长期便秘、腹泻或有久蹲厕所的不良习惯，势必会过度挤压、摩擦肛门，一方面造成血液回流更加困难，另一方面则引起局部的慢性感染，日久会使血管变脆，失去弹性，从而导致痔疮出血、脱出。此外，饮食不节、过度疲劳、年老体衰及其他一些慢性病都会成为痔疮的发病原因。

怎样知道自己得了痔疮？

得痔疮后最常见的表现是大便时肛门内带出鲜血，严重时有柔软的肿物脱出来，肛门潮湿或瘙痒，肛门有异物感，或肛门外有肿物疼痛。

早期内痔的主要表现是大便时肛门出血，血量或多或少，血色鲜红，有时点滴而下，有时如箭喷射，无疼痛和其他不适，有一定周期性。出血日久可引起贫血，患者感到头晕、气短、疲乏无力、精神差。内痔发展到中期，除出血外，大便时会有痔核脱出肛门外，便后痔核可自行恢复原位。内痔发展到晚期，大便时痔核脱出肛门外不能自行回到原位，需用手推回。严重时咳嗽、行走也会使痔核脱出肛门外。痔核反复脱出产生的分泌物刺激肛门而使肛门潮湿、瘙痒。如果痔核脱出后没有及时送回，时间一长，会肿痛甚至出现坏死。外痔在发炎或形成血栓时会感到剧烈疼痛。

为什么有的痔疮疼痛，而有的不疼痛？

不疼痛的痔疮主要是内痔，因为内痔位于齿线以上，由内脏神经支配，而内脏神经对痛觉不敏感，所以尽管内痔出现出血等症状，但并不感到疼痛。引起疼痛的痔疮主要是外痔和混合痔以及内痔嵌顿，尤其是血栓外痔和炎性外痔疼痛最为明显。这是因为外痔位于齿线以下，由脊神经支配，该神经属痛觉神经，所以患病后对疼痛敏感。

痔疮的一般治疗原则是什么？

治疗重点应放在消除症状上，而不是痔核本身。没有明显的症状时可以不治疗，有症状者治疗后只要症状与体征消失，即达到治疗目的。治疗时应先采用非手术疗法，如无效再考虑采用手术疗法。

在什么情况下痔疮必须治疗？

曾有外国学者提出"不要对没有肛门体征的症状进行治疗，也不要治疗没有症状的肛门体征"。肛门体征是指肛门局部检查发现有痔改变，症状是指便血、脱出、肛门潮湿、肛门瘙痒及肛门疼痛等。这段话的意思是说只有症状和肛门体征同时具备才有治疗意义。

一般认为，痔疮仅有局部体征，无须马上治疗，但当痔疮出现临床症状时尽早治疗还是十分有益的。如痔疮出血，日久不治会导致恶性贫血，给身体造成严重损害；痔疮脱出，若不及时治疗，很可能会出现痔核脱出嵌顿坏死，不仅疼痛剧烈，还会引起大出血，手术后留后遗症等。

如何保守治疗痔疮，有何优缺点？

保守治疗痔疮，顾名思义是用药物治疗，改善现有的症状。经常便秘的患者，可服用麻仁润肠丸、防风通圣丸、通便灵、石蜡油等润肠通便药物，或者用乳果糖来软化大便，也可用番泻叶、枇杷叶、杏仁各 3 克，每日泡水代茶饮。经常便血者，可服用地榆槐角丸、云南白药或荷叶丸等中成药；用槐花泡水代茶饮；用痔疮栓纳肛或用九华膏、马应龙麝香痔疮膏外敷也可。便血较多者服四物汤加地榆炭和仙鹤草，或用致康胶囊、云南白药、地榆槐角丸等中成药。痔疮反复脱垂者，便后用五倍子、明矾、朴硝、荆芥各 10g

煎汤熏洗，然后轻轻将其推柔送回肛内。如还纳困难，可先用石蜡油或九华膏外敷，再慢慢推揉送回肛内。痔疮脱垂者还可配合服补中益气汤、十全大补丸等。若痔疮发炎肿痛，服五味消毒饮、止痛如神汤，局部用祛毒汤或花椒盐水外洗。分泌物多服萆薢渗湿汤。感染时服三黄液或食用抗生素。贫血者，可服硫酸亚铁、复方阿胶浆等。

药物疗法的优点是对于轻度痔疮或较重的痔疮而不宜手术的患者，可以缓解症状，暂时减轻痛苦。缺点是用药后只能暂时缓解出血、疼痛等症状，但不能根治痔疮，经常反复发作。

什么是枯痔疗法，有何优缺点？

枯痔疗法是将一些有腐蚀作用的药物制成钉剂，将这些钉剂插入痔核内使之枯萎脱落的治疗方法。宋朝的医学著作《太平圣惠方》记载用砒霜黄蜡搅拌均匀，捻为条子治痔，就是这种疗法。此方法在我国 20 世纪 70 年代临床使用较普遍，现在已很少使用。优点是操作方法简便，费用低廉；缺点是治疗过程中易引起局部坏死感染大出血。需要注意的是，这种本已逐渐被淘汰的方法，现在在一些地方被制成膏剂外涂，并说无痛苦无后遗症。事实上用这种方法治疗后，大量的患者出现剧烈疼痛，局部大出血，肛门皮肤缺损等不良反应。

什么是激光治疗痔疮，有何优缺点？

激光疗法是 20 世纪 60 年代初出现的技术，其原理是将激光束聚丝后在短暂的时间内使组织凝结、烧灼而炭化或气化，达到切割组织和凝固血管的目的。目前的激光器主要有固体激光器、气体激光器及液体激光器等，用于肛肠病治疗的主要是二氧化碳激光器。激光用于肛肠病有一定适用范围，多用于外痔，对内痔及肛裂则很少使用。其优点使操作简便，手术时间短，视野清晰，出血少。缺点是切口愈合时间较直接手术切除平均长 1 周，同时还可能出现肛门大出血、肛管皮肤缺损、肛门狭窄、顽固性肛门直肠疼痛、肛裂及创口不愈合等。目前在临床已很少使用。

什么是冷冻疗法治痔疮，有何优缺点？

冷冻疗法治疗痔疮是 1969 年 Lewis 医师首先报告使用的，其原理是利用液态氮的超低温（零下 196 摄氏度）造成痔疮局部的破坏，使其结痂脱落，达到治疗目的。主要适用于内痔。其优点具有良好的镇痛作用和止血作用、操作方便、术后局部及全身反应小。缺点是手术复发率高、局部水肿、分泌物多，容易造成肛裂及肛门狭窄。

什么是痔动脉结扎术，有何优缺点？

痔动脉结扎术集超声波探查、缝扎手术为一体，其本质要点是将供应痔核的动脉高位、准确、选择性结扎。其独特配制的肛门镜，可以安装一侧视的多普勒超声探头，通过多普勒超声的引导，便可以确定来自肛门上方的靠近肛管的黏膜下动脉，同时通过位于多普勒超声探头上方的窗口，可对这些动脉进行缝合或结扎。该手术优点是不用刀，不适感甚微，不用切除痔疮组织，无创伤，无术后并发症，对肛门功能不产生任何影响，安全、有效，是一个对超低损作的微创外科手术。缺点对于严重的痔疮临床效果不确定。

什么是痔疮的手术疗法，有何优缺点？

手术疗法是目前西医治疗痔疮采用的主要方法，其原理是通过切除或结扎将痔疮直接去除。其优点是治疗比较彻底，但缺点是痛苦较大，愈合时间长。手术操作不当还会出现出血、感染、肛门直肠狭窄等。

什么是痔疮的微创治疗？

近些年大家所说的微创治疗其实就是PPH，又称为"痔上黏膜环切术"，这是一种以肛垫下移学说为理论根据的新技术。主要适用于内痔、混合痔、环状痔、严重痔脱垂、脱肛等。PPH微创术主要是环状切除一段肠黏膜，把已脱出肛门的痔疮拉回原位，同时截断向痔疮提供血液的血管，令痔疮慢慢萎缩，减轻病人痛苦。手术时间大约20分钟。PPH的吻合口在肛门齿线以上，没有敏感的痛觉神经末梢，因而术后疼痛轻，且术后恢复时间短。简单地说与裤子的裤腿长了，我们把长的部分剪去再把两边接上是一样的道理。

但PPH也有一定的并发症，主要有：①术后大出血，为最常见的并发症，多发生于手术后24小时之内，需再次手术缝合止血，如出血量多，出现休克症状。必要时输血治疗；②吻合钉的残留，部分人感觉肛内异物感、疼痛、下坠等不适；③肛门直肠狭窄，是最严重的并发症，病人常常出现排便不畅，排便困难，自觉生不如死。

什么是痔疮注射疗法，有哪些优点？

痔疮注射疗法是用注射器将药物直接注入痔核内，使痔核坏死、硬化或萎缩而达到治疗目的的治疗方法。这种疗法1869年起源于英国，当时注射的药物主要是坏死剂，仅适用于初期内痔。我国自20世纪70年代引进这一方法后，不仅对操作方法进行改进，对注射药物也进行了许多发展，使该疗法的适应范围扩大，同时也在一定程度上减少了注射后的并发症和后遗症。从治疗内痔的痛苦、疗程、方便性、安全性和疗效看，注射疗法是最好的，目前在临床上使用也是最为广泛的，但使用的注射药物仍有待改进和完善。

目前国内使用的注射剂有哪些？

国内使用的注射药物主要是中药制剂，包括坏死剂和硬化剂。其中具代表性的有：北京二龙路医院的枯痔液，重庆市中医研究所的新 6 号枯痔液，南京中医药大学附属医院的消痔液，山西稷山县痔瘘医院的硬化油，解放军291 医院的 291-3 号枯痔液，广安门医院的消痔灵注射液，武汉市第一医院的枯痔油，北京市中医院的 15% 明矾甘油，成都中医药大学附属医院的黄连注射液。其他还有痔全息、复方诃子液、痔宁注射液、枯痔钉注射液、鱼肝油酸钠等。其中硬化剂仍未完全跳出坏死的范畴，一旦硬化剂增加浓度或注射过量即变为坏死剂，因此临床仍时有严重的并发症和后遗症发生，最常见的是大出血、肛门狭窄。

芍倍注射液药理药效如何？

芍倍注射液曾用名安氏化痔液、安痔注射液，是由中国中医科学院望京医院肛肠科主任安阿玥教授发明的，用于注射治疗各期内痔、静脉曲张型混合痔。在痔核内注射 1 次，1 周内可治愈。1990 年开始用于临床，1998 年通过国家中药保密品种二类新药审批，并获得国家专利。

国内使用的痔疮注射液在此之前唯一获得国家药品批号的是广安门医院的消痔灵注射液，但临床上一些单位反映使用该药后出现严重不良反应。据湖南肛肠学会会长、著名肛肠专家贺执茂报道，他们对湖南省使用消痔灵情况做了一个调查，结果使用 10395 例，术后并发局部坏死 3306 例，占31.80%，肛门大出血 42 例，占 0.4%，肛周脓肿 15 例，肛门狭窄 2 例。1983

年钱秉文报道用消痔灵一次注射内痔 295 例，注射后大多数患者当天有下坠感，8 例痔核表面坏死，5 例痔核坏死，3 例注射后 7~10 天大出血。兰州地区 2 例因注射消痔灵并发大出血，总量在 1000ml 以上。汤有云于 1985 年报道 1 例注射消痔灵引起严重反复出血和直肠狭窄。

针对既往痔疮注射剂存在的这些问题，从 80 年代初安阿玥教授开始探索研制新的痔疮注射药。通过对痔疮发病机理的深入研究，完全打破既往注射液药坏死剂、硬化剂的作用机理，在安全及疗效方面下功夫。根据中医"酸可收敛，涩可固脱"的理论，制定出收敛固涩、活血化瘀、抑菌抗炎的治疗选药方案。采用中药提纯，经过特殊工艺加工制成注射剂，外观无色透明。原卫生部崔月犁部长看到后，称赞中药做到如此纯度十分难得。一些专家评论该药"源于中医药，发展了中医药"，"药效力专，是巧之制，奇之制，可以标本兼治"。

药理药效证明，芍倍注射液经皮下注射后具有显著的止血和促凝血作用，明显的抗急性及慢性炎性增生作用，一定的体外抗菌作用，这些作用是该药治疗痔疮的药效学依据。便血是痔疮最常见的症状，该药的止血和促凝血作用不仅可消除便血，对手术后创面渗血亦有辅助治疗作用。该药的抗炎作用可消除痔疮急性发作时的充血水肿反应和反复发作时的慢性增生性病变。一般药理及毒理研究均表明该药安全。

芍倍注射液是什么作用机理？

我们对芍倍注射液注射前后痔核组织病理改变进行了重点观察研究，结果发现，未经治疗的痔疮可见黏膜下层大量高度扩张充盈的静脉，间质水肿，部分病例有血栓形成或炎症反应。芍倍注射液痔核内注射后即可有血管闭缩，间质组织包括大血管及周围结缔组织蛋白凝固，均质样变，并有裂解。3 天后裂解成分渐被吸收，局部有吞噬细胞反应，同时又有成纤维细胞及内皮细胞增生。7 天后新生毛细血管显著增多，组织出现进行性修复，静脉扩张基本消失。

这一研究表明，芍倍注射液治疗痔疮不同于其他痔疮注射药的坏死或硬化机理，而是经过痔组织蛋白凝固、裂解、吸收、毛细血管新生这一系列变化而使整个痔核"萎缩"。由于整个过程不引起明显炎症或出血，痔表面黏膜组织被保留不遭破坏，亦无肉芽组织或瘢痕形成，因而治疗后不留硬结和其他后遗症，这与临床是一致的。这一结果从病理学角度对芍倍注射液的"收敛固涩、活血化瘀"治疗机理做出了科学的解释。著名病理学家王泰龄教授对此的评价是"该药治疗作用充分而不过，恰到好处"。

安氏疗法治疗痔疮有何特色？

（1）芍倍注射液注射法治疗内痔

既往痔注射术的治疗机理主要包括坏死枯脱法（坏死剂注射）和硬化萎缩法（硬化剂注射）两种，可引起创面溃疡、感染并继发大出血、黏膜硬结和瘢痕性狭窄、排便困难等后遗症。而安氏疗法的创新和优势是根据祖国医学历代经典和近现代国内外主流观点，创新"收敛化瘀"的内痔新治则。依据已确立的"收敛化瘀"治痔法则，研制纯中药制剂"芍倍注射液"。该药为"软化萎缩剂"，不引起感染、坏死出血、硬结和肛门直肠狭窄。

（2）分段外剥内扎加芍倍注射治疗混合痔

既往手术存在的问题：肛管皮肤和黏膜缺损大、继发肛裂、肛管直肠狭窄、痔残留等，其中尤以环状混合痔术后多见。而安氏疗法创新采用不完全外剥内扎，保留正常皮桥和黏膜桥，避免了损伤引起的剧烈疼痛和瘢痕性狭窄，不需切断括约肌松解肛门，减小损伤。对于复杂的混合痔采用外剥内扎配合内痔注射，将较大外痔切除剥离，相连较大的内痔结扎；将较小外痔切除同时做减压口；对剩余内痔、较小内痔及松弛直肠黏膜用芍倍注射液注射。安氏疗法较传统疗法创面小、结扎点少，且恢复时间短。

合并肝硬化的痔疮为什么容易出血，治疗时应注意什么？

这是因为：①肝硬化患者的凝血酶原及凝血因子缺少。②脾功能亢进引起血小板减少。③毛细血管脆性增加。④血中纤维蛋白原减少。

临床治疗时最好避免采用切除、结扎等手术方法，防止术中或术后大出血，在治疗肝硬化的同时配合局部和全身药物治疗，必要时可采用注射疗法。

什么是血栓外痔，怎样治疗？

血栓外痔，顾名思义，由肛门皮下瘀血而形成的痔（见彩图7）。多是由于过度劳累或排便过度用力、腹压过度增高，致使肛周皮下血管破裂，血液流出淤积局部。一些孕妇分娩时此病较多。由于此病发生时多伴有局部水肿，因而疼痛剧烈，一周后随着水肿消退，疼痛可逐渐缓解。

患血栓外痔后应减少活动，血栓较小，用药后可慢慢吸收消散，若血栓较大或反复发作，则需手术剥离血栓。目前有两种手术方法，一种是采用药物治疗，待水肿消退后手术；一种是即刻手术。我们主张即刻手术，这样可以缩短疗程，很快减轻疼痛。

什么是内痔嵌顿，应如何治疗？

内痔嵌顿是内痔脱出肛外由于没能及时还纳，造成脱出部分瘀血水肿嵌顿于肛外（见彩图8）。该病发病急，痛苦大，若得不到及时治疗，将造成痔核坏死出血。对该病的预防是当痔核脱出肛门外时，便后应马上将其推揉至肛门内，若自己还纳困难，应去医院处理。内痔嵌顿以往治疗都是禁食禁大便，局部用消炎消肿膏，待水肿消退后再行手术。我们安氏疗法采用外剥内扎配合芍倍注射法可一次治愈，疗程 10~14 天。

孕妇患痔后怎么治？

孕妇患痔的发病率尤其高，这主要是因为妊娠期子宫增大，压迫盆腔血管，尤其是压迫髂外动静脉和盆底的血管网，阴部血液回流受阻，静脉压增高，当排便时腹压再增大，淋巴回流受阻，导致肛周小血管脆性增加，破裂而出血。

孕妇用药应该比一般人要更小心。治疗痔疮的药物很多，有些在缓解症状方面效果很明显，但这些药物中常含有麝香、明矾、甘露醇及抗生素等成分，其中麝香容易导致流产，明矾会导致胎儿大脑受损，抗生素会使胎儿皮肤形成色斑等。这些成分对胎儿都是有影响的，孕妇绝对不可以使用来治疗痔疮。孕妇在孕期使用任何药物时都要详细阅读说明，必要时咨询医生，切不可认为只有口服药对孕妇有禁忌。

痔疮术后如何换药，是不是换药次数越多越好？

痔疮行注射治疗者，术后一般不用换药，可以用一些痔疮栓于排便后纳肛。

对行手术切除、结扎而有创口的患者，术后换药十分重要，换药不当将延长伤口愈合时间，甚至导致术后复发。换药时应注意：①术后患者应在 24 小时后方可排便。因术中多采用加压填塞包扎，以防术后出血，一般需在术后 12 小时以后去除包扎物，这样可以缓解患者腹胀、小便不利等术后反应。②术后患者第一次大便前应先用药水或温水坐浴，使括约肌松弛，以减轻第一次排便时所引起的肛门疼痛。第一次换药时动作应轻揉，用九华膏或京万红加凡士林油纱条敷盖创口。③换药时应注意肉芽组织生长情况。若肉芽组织生长过快过高，引起创面引流不畅，应及时剪除过多的肉芽组织，或用高渗盐水湿敷过高的肉芽组织处，使创面引流通畅。④痔疮结扎线如果在 10 天后仍不脱落，应予以拆除，否则将长入肉芽内。

痔疮术后最好每日换药 1~2 次，选择在便后。一些患者以为肛门局部不卫生，每天多洗几次，多换几次药，会促进创面生长。其实恰恰相反，换药的次数过多，每次换药时用盐水棉球反复涂擦创面，可使新生的幼嫩的肉芽组织被破坏，反而使愈合时间延长。但如果换药次数过少或术后不换药，容易使创面形成假愈合，局部表面看似愈合，但实际形成了皮下瘘，需再次行手术治疗。

痔疮术后应如何护理？

痔疮术后护理与手术同等重要。若是注射疗法，术后当天应禁止大便，尽量等到 48 小时后大便。第一次大便时不可过度用力，必要时用开塞露灌肠协助排便并可服用乳果糖，以软化大便，减轻创口疼痛。对服用乳果糖效果不佳者，也可使用麻仁软胶囊口服。便后应及时用药水清洗肛门，但不要久蹲。术后当天若小便不畅，可解除止血绷带，嘱患者放松肛门，必要时轻柔小腹，或用暖水袋热敷小腹和肛门。饮食方面应嘱患者多食蔬菜和水果，禁食辛辣和饮酒。

怎样预防痔疮？

虽然痔疮发病率高，但若能针对病因进行积极的预防，是可以防患于未然的。若能按以下方法去做，基本可达到预防目的。①积极参加各项体育锻炼，增强身体素质，并保持乐观的情绪。②预防便秘，保持胃肠功能良好。正常人每日大便 1 次，大便时间可有早、中、晚饭后的不同习惯。多食蔬菜、水果，大便时不要看书、玩手机，不要久蹲不起或过分用力（建议如厕时间不超过 3~5 分钟）。晨起喝一杯温开水有助于防止便秘。③避免久坐、久站、久行，积极治疗心、肺、肝脏等方面疾病。④及时治疗肠道和肛门周围的炎症，要避免大量饮酒，吃辣椒等，勤用温水坐浴，勤换内裤。⑤做肛门保健操和自我按摩。

怎样看待街头或一些媒体上的宣传广告？

近些年来，"不手术，不打针，不住院，不……"，"无痛苦，无并发症，无后遗症，无……"，"祖传秘方，一次根治痔疮"，"3 分钟除痔"等等宣传广告充斥大街小巷，甚至在一些小报上流传。我们忠告大家，切不可轻信这样的广告宣传，肛肠病不是那么容易治的，不要相信墙上贴的什么"祖传秘方"。

奔着科学求实的态度，我们带着困惑直接或间接地对北京市的几家街道医疗单位作了一些了解，发现他们采用的方法，哪是什么"祖传秘方"，多是一些临床上早已淘汰的方法。这些方法不仅效果差，而且不良反应多，纯属"新瓶装旧酒"。医疗人员也不是什么"肛肠专家"，医疗条件十分差，就是一两间房子，无手术条件，无住院条件，更无抢救条件，一旦出现问题，他们无计可施，受苦的只能是病人了。

我们在临床上曾接诊过多名经过外面医院治疗的患者，有的是别人搀扶来的，也有的是平车推来的，全都是治疗后肛门剧痛，出血不止，查看肛门局部，肛周大面积溃烂坏死，周围未溃烂组织也发黑。出现这种情况，即使治好也一定会遗留肛门狭窄的后遗症。听患者介绍，他们就是看报纸广告后去治疗的，结果吃了苦。

街头张贴的所谓"祖传秘方"就更不可靠了。新中国成立后，国家对中医特别重视，尤其对有经验的老中医，不是把他们请进医学院校，就是安排他们到一些正规医院，如今他们的学生都已是各大医院的学术带头人了。为使他们的经验不失传，国家又指派大学生跟师学徒，可以说"祖传秘方"大多已不是什么秘密，一些好的经验早已在医院成为常规疗法，正在为广大的患者服务。

那么为什么稍有医学常识的人一眼就可识破的把戏还能招摇过市呢？我想一是有些人钻国家政策不完善的空子，利用人民信任的媒体做广告；二是利用人们对"祖传秘方"的信任，什么方法都冠上祖传；三是利用患者有病乱投医的侥幸心理；四是价格诱惑，有人贪图便宜，觉得公立医院价格高，不讲价，殊不知私人医院的治疗总费用一点也不比公立医院便宜。这其中，广告的误导是不能不引人深思的。

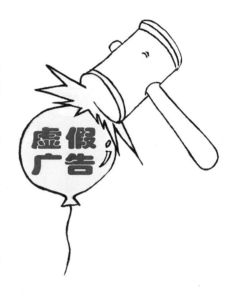

作为患者，一定要提高自我保护意识，不断增加各种疾病的保健知识，患病后消除"试一试"的侥幸心理，去正规医院检查和治疗，崇尚科学，破除迷信。

什么是肛裂?

肛裂有哪些表现?

肛裂的形成原因是什么?

肛裂不治能自愈吗?

第四章

肛裂

什么是肛裂？

肛裂就是肛门裂开，这是一种发病率仅次于痔疮的肛肠常见病，临床以便后肛门剧烈疼痛、便鲜血及排便困难为主要表现。裂口多发生在肛管的正后方或正前方，或前后同时发生，裂口有深有浅，深的可见其基底部的肌肉暴露。病程较长者可见裂口周围增厚变白，裂口下端有皮赘，上端有乳头状增生物，病程长的可形成皮下瘘（见彩图 9）。

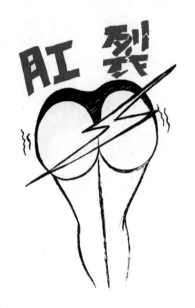

肛裂的形成原因是什么？

引起肛裂的最直接原因是长期便秘，偶尔几次大便干燥撑破肛门不会形成肛裂，因为这种肛门破裂可很快自愈。长期便秘导致肛门反复被撕裂，裂口感染形成溃疡，慢性炎症经裂口刺激肛门内括约肌，致其痉挛，进一步使肛门弹性变差，肛门变小，排便不畅。这一变化就使排便时原来的裂口张力更大，更易被撕裂，从而形成恶性循环。

肛裂形成的第二个主要原因是局部感染。肛管损伤后，粪便刺激，细菌感染，发生裂口溃疡。肛管邻近组织的炎症，如肛窦炎、肛乳头炎、肛周皮炎等也可刺激肛管皮肤、皮下组织及括约肌，导致这些组织变脆，弹性下降和括约肌痉挛，从而导致肛裂。

此外，先天性肛门狭窄、肛门外伤、肛门交或指诊检查时太过粗暴、肛肠术后瘢痕过重致肛门弹性差也容易发生肛裂。

肛裂有哪些表现？

（1）肛门疼痛

典型的肛裂疼痛为周期性疼痛。周期性疼痛的特征是，排便开始时患者感到肛门灼痛或撕裂性疼痛，排便后逐渐消失或减轻，数分钟后患者又感到肛门剧烈疼痛，有时持续数小时甚至一整天才缓解。肛裂轻者不一定出现周期性疼痛，即使出现，持续时间也较短。

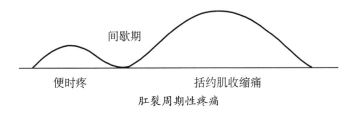

间歇期

便时疼　　　　　　　　括约肌收缩痛

肛裂周期性疼痛

（2）肛门出血

因干硬粪便擦伤肛裂创面或下蹲时裂口撕开而引起出血，血色鲜红，大多为手纸染血或粪便带血，少数可出现滴血。

（3）大便干结、排便困难

此为肛裂的病因之一。肛裂形成后，又因恐惧排便时的疼痛而有意推迟排便时间，减少排便次数，结果使便秘加重，粪便更加干硬，排便更困难，从而形成恶性循环。

肛裂和肛门皲裂是一回事吗？

肛周皲裂多继发于肛门瘙痒症、肛门湿疹等肛周皮肤病，常伴皮肤增厚和色素脱失。皲裂裂口表浅，仅局限于皮下，一般为多发性，呈放射状，可发生在肛管任何部位，症状以瘙痒为主，无明显疼痛，出血少，无溃疡、哨兵痔和肛乳头肥大等并发症。这些改变说明肛门皲裂和肛裂是完全不同的，应加以区分。

为什么女性患肛裂的较多？

据不完全统计，就诊的肛裂患者中，有 65% 是女性。女性为何发病高，一般有以下原因：首先，从局部解剖上看，女性前侧的肛门括约肌较男性薄弱，排便或便秘时易撕裂；其次女性在经期不注意休息和卫生，局部易受炎症侵袭，导致组织变脆，括约肌痉挛。此外，女性在妊娠期腹压大，局部血液循环差，肛门撕裂后不易愈合。同时，妊娠期妇女活动少，肠蠕动差，易便秘，也是导致肛裂发生的原因。

肛裂有哪些治疗方法？

对于病程短，肛门疼痛轻，持续时间短，局部裂口浅，未到肌层，未形成慢性溃疡者，这种肛裂可通过药物治疗，有 50% 左右的患者可暂时愈合，但遇便秘等诱因时又可能复发。对于反复出现便后肛门疼痛，且疼痛持续时间长，局部见裂口深，肛门紧，或伴有哨兵痔、肛乳头肥大等，药物治疗基本无效，就只有通过手术或其他方法方可治愈。

药物疗法如何治疗肛裂，有何优缺点？

药物治疗主要适用初起的肛裂，或暂不宜手术的患者。治疗原则主要是软化大便，保持大便通畅，制止疼痛，解除括约肌痉挛，中断恶性循环，促使创面愈合。具体有以下方法。

（1）药物坐浴

用中医熏洗剂（望京医院院内制剂）或用一些清热解毒（大黄、大青叶、金银花、黄柏、明矾各 10g）的中药煎汤坐浴，一次水煎 1000ml，先熏后洗。或用花椒和食盐在开水内浸泡，待温后坐浴。这些方法可缓解括约肌痉挛，止痛止血。

（2）药物外涂

坐浴后在肛门裂口部位外涂马应龙麝香痔疮膏或京万红、九华膏等药物。

（3）口服药

主要是服用一些润肠通便的药，如麻仁润肠丸、通便灵、地榆槐角丸、防风通圣丸、乳果糖等。此方法的优点是无痛苦、可自行操作。缺点是不一定对所有肛裂都有效，只是暂时缓解症状。

什么是扩肛疗法治肛裂，有何优缺点？

扩肛疗法主要适用Ⅰ、Ⅱ期肛裂。此法是在肛门麻醉状态下用手指或器械扩张肛门。优点是操作简便，无须特殊器械，且见效快，患者痛苦小。缺点是如治疗不当可出现出血、局部血肿、痔脱垂及暂时性失禁。此方法目前临床基本不用。

什么是局部封闭疗法治肛裂，有何优缺点？

局部封闭疗法是指将长效止痛药物或其他复方药液，混合麻醉药物注射到肛周，以解除括约肌痉挛、阻断恶性循环并缓解剧烈疼痛的治疗方法。理论上内括约肌痉挛解除后，局部血液循环得以恢复，裂损创面可得到修复或治愈。此方法的优点是可暂时性缓解内括约肌收缩痛、操作简便，故目前在临床上仍有较广泛的应用。缺点是封闭法治疗陈旧性肛裂的远期疗效并不理想，治疗后1年的复发率达30%以上，这可能与溃疡面的不完全吸收或引流不畅有关，因此不推荐使用封闭疗法完全替代手术治疗。

手术如何治疗肛裂，有何优缺点？

手术疗法适用于各期肛裂，其原理是手术切断肛门内括约肌，切除肛裂口，切除外痔和肛乳头。此方法的优点是可达到治愈目的。缺点是有一定痛苦，术后有可能出现感染、出血、肛门失禁等不良反应。一般有以下两种方法。

（1）肛裂切除术

此方法是在局麻或腰麻下取梭形或扇形切口，全部切除前哨痔、肥大肛乳头、肛裂，必要时垂直切断部分内括约肌。优点是病变全部切除，创面宽大，引流通畅，便于肉芽组织从基底生长。缺点是留下创面较大，伤口愈合缓慢。

（2）内括约肌切断术

内括约肌具有消化道不随意环形肌的特性，易发生痉挛及收缩，这是造成肛裂疼痛的主要原因，故可用内括约肌切断术治疗肛裂。一般部分内括约肌切断术很少引起大便失禁。

安氏疗法如何治疗肛裂？

安氏疗法主要采用肛裂切除、内括约肌松解法治疗肛裂。以往扩肛法、侧切术只解决了括约肌痉挛，肛裂原发部位病理组织未被清除；纵切横缝法吻合处张力高，不易愈合，还可能造成肛管黏膜外翻；挂线法常引起较剧烈疼痛。安氏疗法创新点是同时切除肛裂裂口和继发病理组织，松解括约肌痉挛部分，损伤轻、恢复快。

肛裂手术后多长时间创面才能愈合？

肛裂切除术后，因创面多不缝合，需要约2~3周创面才能愈合。但一般3天后肛门疼痛可明显减轻，如没有结扎线的话，出院后可在门诊继续换药治疗。

肛裂手术需要住院治疗吗？

肛裂手术和其他肛肠手术一样，都需要住院观察治疗，因为肛门部伤口不能缝合的特殊性，为了预防术后大出血，我们肛肠专科医生都建议患者住院手术治疗。

术后怎样预防肛裂复发？

追本溯源，肛裂的发病有两个根本原因，即便秘和肛门慢性炎症感染，预防肛裂也应从这两方面下手。对便秘的治疗和预防是预防肛裂复发的最重要途径，详细内容参看本书第十章便秘部分。消除肛门慢性炎症感染必须注意肛门清洁卫生，养成便后及时清洗肛门的卫生习惯，有肛窦炎、肛乳头炎、肛周湿疹、肛周皮肤病等肛周炎症性疾病应及时治疗。杜绝这两方面原因，就可防止肛裂复发。

什么是肛周脓肿？

肛周脓肿是怎么形成的？

怎样知道得了肛周脓肿？

第五章

肛周脓肿

什么是肛周脓肿?

肛周脓肿是发生在肛门直肠周围的急性化脓性感染,其感染来源在肛门内的肛管和直肠交界处,即肛窦处,感染菌主要是粪便中的大肠杆菌。这种疾病不同于身体其他部位的感染,其特殊性在于一旦发生,就基本没有自愈或药物治愈的可能,必须积极手术治疗。其发病年龄以 20~40 岁的青壮年为主(见彩图 10)。

肛周脓肿是怎么形成的?

通过对一些患者的病史询问和从白血病、克罗恩病、结核病、糖尿病好发本病受到的启示,身体疲劳或身体虚弱,抵抗力下降以及饮食不节是导致局部感染的主要原因。许多患者主诉,发病前生活无规律,多有睡眠不足,过度劳累,或过量饮酒,或过食海鲜、辛辣、肉食等生活史。

本病的发病过程是怎样的呢?在肛内有一种叫肛腺的组织,腺体位于肛门括约肌内,其开口在肛门内齿线上的肛窦。通常肛腺的分泌物通过肛窦处的开口进入直肠腔,有润滑肠道作用。肛窦的开口向上,像衣服的口袋一样,肠腔的液体和粪便极易在此存留,当粪便中的感染物进入肛窦可引发肛窦炎,炎症可沿肛腺口、肛腺管到肛腺体扩散,最后通过淋巴管进入肛门直肠周围间隙,引起软组织感染化脓而形成本病。

怎样知道得了肛周脓肿?

肛周脓肿的主要症状是肛门疼痛。这种疼痛是持续性的,与大便无关,疼痛剧烈时坐卧不安,食欲不振,同时有的患者会发现肛门周围有肿块,或伴有排便困难等症状。发病同时多有不同程度发热,白细胞增高,其程度标志脓肿的深浅和范围的大小。

肛周浅部脓肿一般好识别，但对深部脓肿，由于以发热为主，而肛门疼痛不明显，有时容易误诊。这种患者局部表现的不是疼痛，而是肛门直肠坠胀、便意频，容易被忽视。我们曾会诊过一例患者，持续高热不退，在急诊室被当作"上感"抗感染治疗，家属在给患者擦身时发现肛周皮肤发黑，才要求会诊。当时患者已经处于浅昏迷状态，检查后诊断为直肠骨盆间隙脓肿，因未及时手术，已造成全身脓毒血症。当即予以手术切开排脓，调整抗炎药物，随后病情逐渐好转，之后通过再次手术而治愈。我们近期也在临床上碰到这样一位患者，一直以"腰痛"就诊于骨科，对症治疗后症状未见缓解，查腰骶部核磁后发现为肛周脓肿，后经手术治愈。

所以，肛周脓肿的临床表现是多样性的，不能仅仅局限于肛门局部疼痛。

肛周脓肿应当怎样治疗？

肛周脓肿的治疗原则是，一旦诊断明确且局部已经成脓就应立即手术。但因某些特殊情况而不能手术者，可暂时行保守治疗，如局部感染只以炎性肿块表现，并未成脓者，或脓肿合并白血病、心脏病等全身严重疾病者。保守治疗主要是

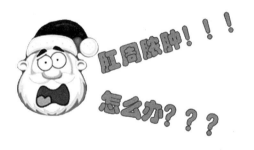

抗炎，分全身给药和局部给药。全身可用庆大霉素、甲硝唑、氧氟沙星等抗革兰阴性菌感染类药物，同时也可配合中药治疗，根据辨证，可选用中药清营解毒汤和青蒿鳖甲汤口服。局部可给予清热解毒、活血化瘀类中药外洗或制成膏剂外敷，如祛毒汤、安氏熏洗剂、金黄膏、玉露膏等。若肛门疼痛剧烈，可适当选择哌替啶、布桂嗪等止痛药。

肛周脓肿的手术治疗，目的是彻底切开脓腔和感染来源的内口，使脓液

流出，脓腔壁脱落，再通过肉芽生长填塞脓腔，最后使脓腔治愈。术中应注意，确定内口应准确，切开应充分，不留死腔，引流通畅。

肛周脓肿有一次性手术和分两次手术，这是怎么回事？

临床上对于浅的肛周脓肿一般采用一次手术可根治。

而分两次手术治疗肛周脓肿主要适用以下情况：①合并其他严重的内科疾病，身体难以承受一次手术的痛苦和损伤。②女性在怀孕期间。③患者岁数较大，身体虚弱，基础疾病多。④内口难以确定，担心术后复发。⑤沿用以往的方法，先切开排脓，待形成肛瘘后，再按肛瘘治疗。⑥脓肿位置高，一次切开可导致肛门失禁。

我们认为，除非身体情况不允许，应尽量采用一次手术治疗，避免形成肛瘘后再次手术，这样可减轻患者痛苦，节约时间和费用。

肛周脓肿为什么要及时手术治疗？

前面提到，肛周脓肿一旦发生，就无自愈和药物治愈的可能，只有手术才能根治。及时治疗肛周脓肿，第一，可减轻痛苦；第二，防止肛门括约肌受损，影响肛门功能；第三，可防止脓肿破溃后变成肛瘘；第四，可防止感染向周围蔓延而导致马蹄型脓肿，进而形成复杂性肛瘘；第五，可防止感染向全身扩散，危及生命。

肛周脓肿术后是否会复发？

首先，肛周脓肿手术的关键是正确处理内口，至于术后是否会复发，完全取决于手术医师术中能否准确定位内口及脓腔走向，若定位错误，难以保证术后不复发。

其次，肛周脓肿由于发生于肛门周围，所以对于卫生要求比较高，很容易因为感染而反复发作。特别是进行手术治疗后，如果护理不当，不注意个人卫生习惯，也有可能导致肛周脓肿反复发作。

肛周脓肿什么情况下会变成肛瘘？

肛周脓肿如果得到合理的手术治疗，可一次治愈而不会成瘘。通常在以下情况下多变成肛瘘：①脓肿成脓后自行破溃，破溃后也未行手术治疗。破溃口反复发炎肿胀和破溃。②只切开脓腔表面排脓，未切开整个脓腔和内口。③行一次手术治疗时未准确定位内口，致手术失败，术后复发。肛周脓肿变成肛瘘后按肛瘘治疗即可。

安氏疗法如何治疗肛周脓肿？

对于浅部肛周脓肿我们安氏疗法采用一次性切除根治术。对于深部的、范围广的马蹄形脓肿或半马蹄形脓肿我们采用主灶切开对口引流法。传统切开法和切除法损伤较重，创面大，愈合时间长，且可引起肛门变形、不全失禁等后遗症。安氏疗法对主瘘管（脓肿原发部位）和支管（脓肿侵及部位）分别处理，中间旷置，化繁为简，创伤小、瘢痕轻、愈合快，肛门功能不受影响。

什么是安氏疗法的低位切开、高位乳胶管引流术？

这是安氏疗法治疗高位肛周脓肿的一种经典方法。该法避免了传统挂线术持续勒割造成的长时间疼痛，与挂线术相比损伤更小，又没有肛门失禁的风险。并且只要内口和高位病灶全部敞开、引流彻底，术后恢复较快，不复发，创口愈合后瘢痕也较轻，不影响肛门外观和功能。

肛周脓肿的手术治疗需要多长时间？

由于肛周脓肿属于感染性疾病，手术创面不能缝合，创面要由肉芽生长填充，逐渐愈合，故肛周脓肿一次性切开根治术后，至少需要 3~4 周创面才能长好，住院时间一般需要 7~10 天左右。如先采用切开排脓，我们建议 3 个月后形成瘘后再作根治手术。

肛周脓肿能预防吗？

肛门直肠周围虽然容易发生感染化脓，但如果我们在平时加以注意，还是可以预防的。预防的方法可概括为 12 字方针："起居有常，饮食有节，劳逸结合。""起居有常"要求我们生活要有规律，包括养成每日定时排便的规律，这样有助于保持大便正常，且使身体保持一定的抵抗力。"饮食有节"要求少食肥甘厚味、辛辣刺激之品，避免暴饮暴食。"劳逸结合"要求我们适当活动，尤其是不能过度疲劳。

什么是肛瘘?

肛瘘有哪些表现?

肛瘘的形成原因是什么?

肛瘘不治能自愈吗?

第六章

肛瘘

什么是肛瘘？

肛瘘全称应为肛门直肠瘘，通常简称为肛瘘，中医又叫肛漏（见彩图 11）。从字义上解，瘘是身体内因发生病变而向外破溃形成的管道。肛瘘就是肛门直肠周围软组织感染化脓后向外破溃或被人为切开后形成的管道。这种管道开始为一个，随着病情的发展，可以有多个。管道的内口是感染的入口，90% 以上位于肛内距肛门口约 2~3cm 齿线处的肛窦。管道的外口即是破溃口或手术切口，多数在肛门外，但也有在肛门内和直肠壁。

肛瘘是肛肠常见病，在我国约占肛肠发病率的 10% 左右，以 20~40 岁的青壮年及婴幼儿多见。其对人体的影响是肛周反复感染、肿痛、肛周组织瘢痕化。

肛瘘和窦道是一回事吗，窦道是如何形成的？

肛瘘和窦道虽然都是感染溃破后形成的管道，但并不是一回事，窦道是由体表通向深部组织的一种疾病，它只在体表有一个外口，不像肛瘘那样在体内还有一个内口，两者的治疗方法也不同。

窦道形成的原因有细菌通过皮肤引起深部组织感染；有外伤，如一些物品刺入身体；有淋巴结核引起的感染等。

肛瘘是怎么形成的？

本病是肛门直肠周围脓肿的后遗病变（肛门直肠周围脓肿的形成原因请参看第五章肛周脓肿相关内容）。肛门直肠周围脓肿破溃后为何不能自愈而形成肛瘘，一般认为有以下原因：①肛门直肠周围脓肿破溃或切口多在肛门外，脓液从外口流出，但原发感染则在肛窦。肛窦是继续感染的门户，因为其开口向上，又开放在直肠腔内，细菌和肠内容物均可经肛窦进入脓腔，造成反复感染，形成瘘管。②瘘管从肛门括约肌之间通过，由于括约肌经常不断的收缩和舒张，影响脓液的排出，容易储脓感染而难以愈合。③脓肿破溃后，脓液排出，脓腔逐渐缩小，腔壁形成结缔组织增生的坚硬管道壁，而不能愈合。④瘘管弯曲，或有分支，引流不畅，反复感染，造成瘘管不愈合。

肛瘘有哪些表现？

　　肛瘘都伴有程度不同的肛旁肿痛破溃流脓病史。形成肛瘘后，这种肛旁肿痛流脓会不定期反复发作，脓液若流出不畅，局部和全身会表现出急性化脓性感染的症状，如肛门局部红肿热痛，全身体温升高等，但随着脓液的再次破溃流出，这些症状会逐步减轻。

　　肛瘘的另一个临床表现是肛旁有索条状硬块通向肛内。此外，长期的脓液刺激，会导致肛周皮疹或湿疹，引起肛门瘙痒。

　　肛瘘长期不愈，还会引起排便困难、贫血、身体消瘦、精神萎靡、神经衰弱等。

肛瘘会癌变吗？

　　以往认为肛瘘是一种慢性炎症性疾病，一般不会癌变，但近年来陆续有报道肛瘘癌变的病例，在临床中我们也曾遇到这样的患者，应引起高度重视。

　　通过总结肛瘘癌变的病例，发现一般多有如下特征：①肛瘘病史在 10 年以上。②肛门分泌物多，有异味。

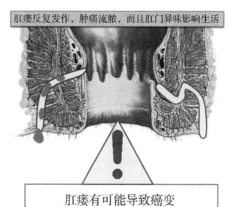

肛瘘反复发作，肿痛流脓，而且肛门异味影响生活

肛瘘有可能导致癌变

③肛门局部组织硬，疼痛明显。

肛瘘癌变的原因目前还不十分清楚，一般认为是此区域淋巴结构遭破坏，抑制细胞间质变或恶性变的免疫监护能力降低所致；也有人认为长期的慢性炎症刺激可引起癌变。预防肛瘘癌变的根本办法是及时治疗肛瘘。

为什么说对肛瘘应该早治疗？

（1）防止肛瘘癌变。前面谈到，肛瘘长期不愈是有可能癌变的，近年来临床上这样的例子并不少见。肛瘘癌变后，由于其位于肛门部位，手术治疗一般很难保留肛门。

（2）减少局部反复代脓形成多个瘘管而增加治疗的难度。绝大多数肛瘘开始都是单纯性的，随着病情的反复发作，一是变成多瘘管的复杂性肛瘘，二是向深部发展变成高位肛瘘，给手术增加难度。

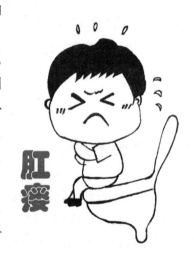

（3）减轻痛苦，保护肛门功能不受影响。随着肛瘘瘘管的增多和位置的深入，不仅肛周的瘢痕较重，手术时还必须切断肛门和直肠外肌环才能达到治愈目的，这样不仅痛苦较大，愈合时间长，最重要的是肛门功能将受到影响，导致不同程度的肛门失禁。

因此，我们建议患者在明确肛瘘的诊断后，尽可能早地去正规的有肛肠专科的医院进行手术治疗，不要存任何侥幸心理。

为什么说肛瘘只有手术才能治愈？

肛瘘和肛周脓肿一样，不同于身体其他部位的感染，由于发生在肛门直肠附近，在肛门或直肠腔内有一固定感染来源，即内口，同时病灶位于肛门括约肌内，括约肌的舒张和收缩会影响脓液的排出。因此说，肛瘘和肛周脓肿一旦发生，不论轻重，就没有自愈的可能，药物治疗也只是减轻症状，只有通过手术（包括挂线）治疗才能达到治愈目的。以往曾有许多人试图用手术以外的多种方法治疗，都以失败告终。至少可以说，到目前为止还未发现非手术方法能治愈肛瘘和肛周脓肿。

　　肛瘘手术的目的就是切开瘘管，敞开内口，彻底消除感染来源，使瘘管引流通畅，让新生的肉芽组织由创底向上生长，逐渐填平创口。

什么是复杂性肛瘘？

　　区别肛瘘是单纯性还是复杂性，主要是依据瘘管的多少或长短及是否弯曲而定。前面提到肛瘘瘘管开始为一个，随着病情的发展，可以有多个。我们对只有一个瘘管的肛瘘称单纯性肛瘘，临床依据其只有一个外口判定；对有两个以上瘘管，我们称其为复杂性肛瘘，临床依据其有两个以上外口，或瘘管较长并弯曲判定，通常所说的马蹄型或半马蹄型肛瘘即是这种类型。区别肛瘘是单纯性还是复杂性的意义在于二者在治疗上存在很大差别。

什么是高位肛瘘？

　　肛瘘有深有浅，深的我们叫高位肛瘘，浅的我们叫低位肛瘘，那么临床是依据什么来判定是高位或低位肛瘘呢？主要是依据瘘管是否穿过肛提肌。肛提肌是封闭骨盆底的一组肌肉，距离肛门缘 4cm 左右，围绕在肛管和直肠交界的外围一周。穿过肛提肌就叫高位肛瘘，未穿过肛提肌就是低位肛瘘。

目前高位肛瘘治疗存在的主要问题是什么？

高位肛瘘是一种瘘管穿过肛提肌的位置较深的肛瘘。按照肛瘘的常规手术原则，将瘘管开放，即从内口到外口沿瘘管全部切开，那么肛门内外括约肌、肛提肌将大部分被切断，这样虽然肛瘘被治愈，但将会引起不同程度的肛门失禁，国内外这方面的文献报道有很多。但如果兼顾肛门的功能，不予充分切开复发率就高。高位肛瘘的治疗是目前国内外公认的医学难题。

国内的学者在继承中医学传统疗法的基础上不断进行手术改进，使这一难题虽未得到彻底解决，但已取得重大突破，其中做得较好的应是目前国内广泛使用的切开挂线疗法和安氏疗法的"主灶切开对口引流术"，后文将重点介绍。

挂线疗法治疗高位肛瘘是怎么回事？

挂线疗法最早起源于我国明朝，在当时的著述《古今医统大全》一书中有这方面的记载。但当时的方法是将瘘管、括约肌和皮肤全部通过线而挂断，不仅疗程长，而且痛苦大。后经过不断改进，现在所采用的大多是将挂线与手术切开相结合的切开挂线疗法。这种方法是将肛缘外的瘘管、支管、肛缘皮肤和浅部括约肌这些不会影响肛门功能的组织一次切开，对肛瘘内口、深部括约肌、肛提肌和瘘管用线挂开，可以一定程度减轻痛苦，并缩短疗程。

那么为什么要采用挂线？因为急性期手术切断肛门括约肌和肛提肌后，肌肉收缩，肌肉断端分离，失去括约功能，引起肛门闭合障碍。而挂线是通过线的"弹性结扎"，将肌肉慢慢地断开，通过炎症反应引起的纤维化，使肌肉断端与周围组织产生粘连，从而防止断端回缩，避免大便失禁。

尽管如此，挂线法仍存在一些不足。如术后瘢痕较重，瘢痕沟较深，肠腔的液体仍有可能外漏。同时挂线期间，患者的痛苦仍十分大，有时难以忍受。这些问题仍有待解决。

什么是安氏疗法的主灶切开对口引流术？

　　这是安阿玥教授专门为复杂性肛瘘和马蹄及半马蹄型肛周脓肿而创制的一种手术方法。

　　前面提到以往的肛瘘术都是按照从内口到外口沿瘘管全部切开的手术原则来做的，这一方法对只有一个瘘管的单纯性肛瘘是比较实用的，但对有两个以上的复杂性肛瘘，如果这样去做，那么肛门将多处被切开，势必会造成肛门的变形、移位、括约肌松弛等许多严重不良后果。

　　针对这一问题，安阿玥教授通过多年临床实践发现，复杂性肛瘘虽然有两个以上外口或瘘管歪曲，但绝大多数只有一个内口，其他外口都是与这一内口相通的。这一内口和肛管段的瘘管都是发病的根源，我们称主灶，是治疗的重点；通向外口的肛瘘我们称支管。临床中我们打破以往的手术原则，只切开主灶，对支管却保留旷置，对外口予以切开扩创。这样在治疗方面不仅切断了感染来源，也使引流通畅，可使肛瘘很快治愈，而在创伤方面只相当于做一个单纯性肛瘘的损伤，术后疼痛轻，创面恢复快，且不影响肛门功能。

安氏疗法如何定位内口？

　　安氏疗法定位内口及瘘管除根据局部解剖特点结合临床经验外，还包括双氧水灌注定位（瘘管通畅）和沿肛瘘坏死组织定位（瘘管不通）。其中双氧水灌注定位法不染色，可保证术中视野清晰，穿透力强，易于通过瘘管，且产生气泡，易于观察。

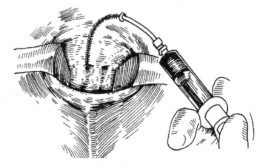

双氧水灌注探查内口

安氏疗法治疗高位肛瘘为什么不挂线？

这是因为高位肛瘘形成时间长，长期反复的肿痛破溃流脓，使肛门肌肉周围组织间已经形成瘢痕固定，一次性切断肌肉组织不会形成肌肉挛缩而导致肛门失禁。安氏手术疗法采用低位病灶切开、高位旷置乳胶管引流术，不引起肛门失禁和畸形，疼痛轻微，且恢复快、不复发。

为什么说肛瘘术后换药与手术同样重要？

做过肛瘘手术的患者都知道，肛瘘术后每日必须换药，那么为什么要换药，可以说肛瘘术后换药有着与手术同样的重要性。

术后换药的作用：①通过对创面分泌物和粪便的冲洗擦拭，使创面清洁，防止污染。②换药时纳入的油纱条不仅可使脓液和分泌物引流通畅还可保护创面。③换药时使用的一些药物可以促进创面生长。④可及时对有水肿的肉芽进行处理。⑤通过对油纱条的填充，可将创口缘分开，以免桥形愈合，防止复发。

换药的具体方法还应视病情的转归而有所不同。术后开始几天，应重点注意对创面清洗。高位或复杂性肛瘘应冲洗，冲洗液用生理盐水，必要时用双氧水，纳入的油纱条应填满整个创面，尤其是内口，一定要压紧。随着分泌物减少，清洁创面可用生理盐水擦拭，纳入的油纱条也应逐渐减少，这时观察的重点是防止肉芽水肿和假性愈合。肉芽水肿可用刮勺搔爬，如已经形成假性愈合，应及时剪开。开始分泌物多时应少用油膏，后期可适当使用膏剂促进愈合。对结核性肛瘘的换药除使用一般方法外，还应在创面使用抗结核药。换药的次数视分泌物多少而定，原则上是每日便后换药1次，特殊情况例外。换药并不是越多越好，有时换药次数太多反而会起到相反作用。中医有"煨脓长肉"一说，意思是创面有一层薄薄的分泌物会促进长肉。

肛瘘术后应如何自我护理？

肛瘘术后创面较大，痛苦也大，合理的自我调护可减轻疼痛，促进创口愈合。首先在心理上要对本病有个正确认识，做好思想准备，树立战胜疾病的信心。术后疼痛是正常的，随着时间的推移，大约4~5天，最多不超过7天，这种疼痛会逐渐减轻。其次，每日肛门坐浴是一项重要护理内容。坐浴一般是在便后，各医院的坐浴药可能不一样，但方法基本相同。排便前先将药用水浸泡，如果是煎好的药液，加上热水即可。排便后待药液不烫时坐入药中浸泡，时间一般5~10分钟，坐浴后擦拭干净后换药。便后坐浴可以缓解疼痛，促进创面愈合。再次，在饮食方面应加强营养，多食水果、蔬菜、猪肘、猪蹄这些高维生素和高蛋白食品。此外，在患者能下地活动时，尽量下地活动，这样有助伤口引流。同时还应预防便秘和腹泻。

肛瘘术后复发的原因是什么？

肛瘘术后的复发率较其他疾病要高，那么肛瘘术后为什么会复发，总结有如下原因：①肛瘘内口不明显，手术时未切开内口，或有两个内口，手术只切开一个内口，或术前用探针检查造成假内口。由于内口是肛瘘感染的门户，因而术后易复发。②术中遗留肛瘘的残端、窦道未处理，术后引流不畅。③多次手术后，局部瘢痕重，解剖层次不清，瘘管不完整，术中不能完全切开病灶。④术后换药不及时不合理，发现问题没能及时解决。⑤将化脓性汗腺炎肛瘘当一般肛瘘治疗。

肛瘘愈合后为何有人会有一过性肛门刺痛？

肛瘘创口愈合后，在一定时间内因瘢痕组织较重，愈合创面较硬。有人会有一过性肛门刺痛，感到恐慌，以为是复发了，其实这是正常的瘢痕疼痛，是因为较硬的瘢痕影响局部的血液循环所致。随着瘢痕组织的软化吸收，这种疼痛会消失。如果长时间不消失，可用中药坐浴，促进瘢痕软化来治疗。

肛瘘如何保守治疗？

前面提到，肛瘘一旦发生，只有通过手术才能治愈，但对一些年老体弱或伴有其他内科疾病不宜手术的患者，却只能保守治疗。通过保守治疗来控制炎症，防止肛瘘加重。

保守治疗的方法一是全身抗炎，二是局部抗炎，消肿止痛。全身抗炎西药有多种可供选择，但主要针对革兰阴性菌，如庆大霉素，甲硝唑等；中药视病情分别选用清热解毒、清热利湿、养阴清热类药物。局部治疗可用祛毒汤坐浴，金黄膏外敷。

小儿肛瘘怎么治？

新生儿肛瘘的在临床上很常见，尤以男孩多见，主要是受母体激素失调的影响，使皮脂腺分泌亢进，引起肛门皮脂腺炎，感染形成肛门脓肿，继而破溃形成肛瘘。小儿肛瘘在能配合的情况下应尽早手术，一般在6岁后。婴幼儿肛瘘可用中药坐浴，控制其发展。此外婴幼儿还有一些先天性肛瘘，如直肠阴道瘘、直肠会阴瘘、直肠舟状窝瘘等，也应尽早手术治疗。

结核性肛瘘怎么治？

结核性肛瘘近些年不少见，有报道约占肛瘘的4%~10%。原发的少见，多有肺结核，结核菌通过吞咽或血行感染肛门局部。此种肛瘘在临床上一方面是通过观察全身症状和检查发现原发病灶；另一方面是观察局部创面，但见愈合缓慢，创口呈溃疡状，肉芽不新鲜，甚至发白，边缘不规则，周边呈潜行性等，可以确诊。

结核性肛瘘的治疗首先应全身抗结核。若采用手术治疗，在换药时肛门局部也适当加入抗结核药。此外也可以通过中药辨证施治和加强营养来促进愈合。

大小便相通的瘘是怎样形成的？

有些人排便或排气时出现异常情况，男性常有粪便或气体从尿道排出，而女性从阴道排出。这种情况是因为直肠与尿道或阴道不正常交通引起的。男性发病叫直肠尿道瘘，而女性叫直肠阴道瘘（见彩图12）。引起这种疾病的原因有先天性和后天性两种。

（1）先天性因素

多由先天性直肠尿道膈或直肠阴道膈未发育，或肛门闭锁，直肠与尿道及阴道未被分隔，管腔相通所致。

（2）后天性因素

1）直肠会阴部脓肿，如直肠前壁的黏膜下脓肿、女性巴氏腺囊肿等，因手术不当造成直肠阴道壁或直肠尿道壁贯通损伤而形成。

2）痔疮手术。如直肠前壁内痔坏死剂、硬化剂注射过深，或冷冻过深，或前侧痔核缝扎过深，或胶圈套扎过大，以致黏膜及黏膜下层组织坏死脱落后与尿道或阴道相通而形成。

3）医源性暴力操作。临床中曾遇到成年女性因婴幼儿时行肛表测试，误伤直肠会阴部而致直肠前庭瘘。

4）直肠或子宫肿瘤行放疗后引起放射性直肠炎，肠壁质脆，不慎肠壁穿孔而形成。

直肠阴道瘘和直肠尿道瘘如何治疗？

根据病情需要选择不同手术方法，可采用肛门成形术、直肠尿道或阴道瘘口修补术，术后局部予温水或中药坐浴，口服消炎药，保持大便成形。临床中对直肠前部病变的手术应当慎重，以避免医源性损伤。这种手术成功与否，关键在于手术后能否避免继发感染。

什么是直肠脱垂?

直肠脱垂的病因是什么?

直肠脱垂怎么治疗?

第七章

直肠脱垂

什么是直肠脱垂?

直肠脱垂是指肛管、直肠黏膜、直肠全层、甚至乙状结肠部分向下移位而脱出肛门外的一种疾病。一般可分为直肠内脱垂(见彩图 13)和直肠外脱垂(见彩图 14)。我国是世界上最早对本病进行记述的国家,对其记载首见于《五十二病方》,称为"人州出";隋《诸病源候论·痢病诸候》将其命名为"脱肛",谓:"脱肛者,肛门脱出也。"

本病各年龄均可发病,多见于小儿、老人、经产妇及体弱的青壮年。在儿童,直肠脱垂是一种自限性疾病,大多可随年龄增长而逐渐自行恢复正常,成人发病则多随发病时间的增加而逐渐加重。长期反复脱垂,可引起神经损伤并导致肛门失禁,还可能出现出血、水肿、绞窄坏死、皮肤湿疹等并发症,因此需积极治疗。

直肠脱垂的病因是什么?

本病的发生以先天遗传因素为主,其他如外伤、营养不良、生育等也可造成本病。其病因概括如下:①肛提肌和肛门括约肌先天发育不良,失去对肛管和直肠的支持固定作用。②外伤导致肛门括约肌松弛无力。③全身营养不良,坐骨直肠间隙内脂肪被消耗,失去对直肠的支持。④多次分娩,使盆底肌及直肠支持组织松弛无力。⑤腰骶神经受损,致肛门括约肌松弛无力。⑥严重的痔疮反复脱出肛门,牵拉直肠脱出肛外。⑦长期便秘、腹泻、气喘、百日咳等增加腹压的疾病均可诱发直肠脱垂。

为什么小儿容易发生直肠脱垂?

小儿直肠脱垂大多数属发育过程中的正常生理变化,主要是由于骶骨弯曲尚未形成，肛周支持组织发育不够完善，加上腹泻、痢疾等就可出现脱垂，随着年龄的增长，一般 10 岁以后逐渐恢复正常。

直肠脱垂分为几度，都有什么症状？

根据直肠脱垂的程度，我们将直肠脱垂分为三度。Ⅰ度直肠脱垂，是指在排便时直肠黏膜脱垂，脱出长度在 3cm 内，多可自行还纳，患者有肛门坠胀和排便不畅感。Ⅱ度直肠脱垂，是指排便或增加腹压时直肠全层脱出，长约 4~8cm，不能自行还纳，多伴有肛门括约肌松弛。Ⅲ度直肠脱垂，是指排便、增加腹压甚至咳嗽、行走时，肛管、直肠及部分乙状结肠脱出肛外，长度在 8cm 以上，手推复位都困难。由于反复脱出，可有黏膜糜烂、肥厚、无弹性，伴肛门括约肌松弛、便血、大便失禁等症状。

直肠脱垂怎么治疗？

本病的治疗分三个方面，即保守疗法、手术疗法和注射疗法。

（1）保守疗法

每次脱出后先用中药外洗，处方药用石榴皮、枯矾、五倍子、苦参。然后外涂软膏将其还纳肛内。口服补中益气丸。此外，应兼顾治疗便秘、腹泻、咳嗽等疾病，并做提肛锻炼。

（2）手术疗法

本病的手术方法较多，主要从悬吊直肠、紧缩肛门方面入手，让脱出的直肠黏膜回到原位或者切除，可经腹部手术或经会阴部手术治疗。临床上目前应用的主要术式有如下几种。

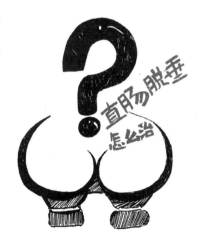

1）Delorme 术（经会阴直肠黏膜切除及肠壁肌层折叠术）。该手术优点是术后瘘及感染的发生率较经腹手术低，缺点是常有排便困难不能缓解。

2）PPH（痔上直肠黏膜环切术）。PPH 最初是被发明用于治疗重度内痔脱垂，随后国内文献报道用此法治疗直肠脱垂亦获疗效。优点是手术操作相对简单，缺点是由于吻合器所切除的肠壁宽度有限，应严格控制手术适应证，还有吻合口出血、狭窄的风险。

3）Altemeier 手术（经会阴直肠乙状结肠部分切除术）。优点是麻醉浅创伤小，年老体弱者易耐受、解剖结构清晰便于操作及复发率低。缺点是可出现直肠狭窄、盆腔内及泌尿系感染等并发症。

4）直肠前壁折叠术。优点是缩短了直肠前壁，并使直肠变硬且与骶部固定，既解决了直肠本身病变又加强了直乙交界固定点，符合直肠脱垂的发生学说。缺点是可引起小便时下腹痛和残余尿等并发症。

5）Goldberg 手术（直肠缝合固定加乙状结肠部分切除吻合术）。优点是避免了经会阴部切除脱垂肠管的并发症，效果良好，术后复发少，是目前治疗直肠脱垂较满意的手术方法。缺点是有骶前出血的危险。

6）Ripstein 手术（直肠前悬吊固定术）。优点是手术操作简单，不需切除肠管，复发率及死亡率均较低。缺点是出现粪嵌塞、骶前出血、直肠狭窄和悬带滑脱等并发症。

7）Ivalon 海绵植入术（直肠后方悬吊固定术）。该术式有盆腔感染的报道，并且效果较其他悬吊方法稍差，故应用有减少的趋势。

8）Nigro 手术（耻骨直肠肌悬吊术）。该术式优点是重建了肛直角，改变了直肠的垂直状态，疗效较好。

9）腹腔镜手术。该术治疗直肠脱垂是直肠脱垂治疗的最新进展，国外关于这方面的报道较多，包括腔镜下直、结肠切除术，悬吊固定术和直肠缝线固定术等，尤其适用于悬吊术。该方法优点是操作方便，患者痛苦小，术后恢复快，并发症少。缺点是手术时间较长，手术效果受术者技术水平影响较大。

（3）注射疗法

国内使用治疗痔疮的硬化剂来治疗直肠脱垂有一定效果，虽较手术方法痛苦小，但同硬化剂治疗痔疮一样，会发生局部坏死大出血、肛门直肠狭窄等并发症及后遗症。

安氏疗法如何治疗直肠脱垂？

安氏疗法主要采用芍倍注射加黏膜结扎法治疗直肠脱垂。黏膜结扎形成瘢痕固定；在直肠黏膜下广泛注射芍倍注射液，由点到面使固定更充分。该法经肛门会阴部手术、不开腹、损伤小、直视下操作、易于掌握，而且效果显著，不会引起诸多并发症、后遗症。

芍倍注射液注射治疗直肠脱垂效果如何？

芍倍注射液具有良好的收敛固涩作用，且注射后局部不形成硬结，因此用它注射治疗直肠脱垂，临床取得良好效果。对Ⅰ度直肠脱垂，只在肛门镜下注射1次即可，对Ⅱ、Ⅲ度直肠脱垂，用近心端结扎注射术也可一次治愈，而且避免了直肠外注射容易引起直肠周围深部感染的危险。

我们做了一项临床回顾性研究，选取了2003年1月1日至2012年10月31日随访资料完整的直肠脱垂患者共64例。其中男性39例，女性25例，Ⅰ度36例，Ⅱ度26例，Ⅲ度2例。64例患者均局麻下行近心端结扎、瘢痕固定术加芍倍注射液注射术。随访1年内均未见复发，3年以上有2例复发。复发的2例既往曾行消痔灵注射。随访半年治愈率达98.44%，远期疗效达81.25%。

直肠脱垂术后如何处理？

术后当日禁食，次日起少量进半流食。常规静脉补液，并使用抗生素5~7

天预防感染。建议术后 48 小时排便。便后正常饮食，并每日以生理盐水清洁灌肠。

直肠脱垂患者如何自我调护？

（1）平时应加强体育锻炼，增强体质。每日做收腹提肛运动，每次 30~50 次，每日若干次，以加强肛门括约肌的收缩功能。

（2）及时治疗慢性咳嗽、膀胱结石、前列腺肥大、慢性便秘和腹泻等使腹压增加的疾病，避免长期增加腹压。

（3）儿童营养不良者要及时治疗，病后体虚、年老体弱者应服用补气升提药物。

（4）直肠脱垂后要及时复位。

（5）调整好排便习惯，不要久蹲厕所、过度用力排便或提重物。

什么是肛窦炎、
肛乳头肥大？

如何诊断
肛窦炎？

肛窦炎和肛乳
头肥大有哪些
表现？

怎样防治肛
窦炎和肛乳
头肥大？

第八章

肛窦炎和
肛乳头肥大

什么是肛窦炎、肛乳头肥大？

肛窦和肛乳头的充血水肿分别称为肛窦炎和肛乳头炎，那什么是肛窦和肛乳头呢？直肠从中部往下端逐渐变细缩窄，随着肠腔在肛门处的收缩，肠壁的黏膜就像人衣服的袖口一样折叠起来，形成许多纵长隆起的皱襞，医学上叫直肠柱或肛柱。两个柱底之间靠一个半月形皱襞相连，这个半月形皱襞叫肛门瓣。两个直肠柱与肛门瓣之间形成了一个漏斗状开口向上凹陷小窝，这个小窝就是肛窦，又叫肛隐窝。在直肠柱与肛管相连的齿状线上，直肠柱末段的黏膜与肛管皮肤形成了数个圆锥状突起，呈黄白色的小乳头，就是肛乳头（见彩图 15、16）。

肛窦底部有能分泌液体的肛门腺和肛门腺导管，平时能分泌出黏性液体，润滑大便和保护直肠肛门。由于肛窦像一个漏斗，开口向上张着，粪便和其他脏东西，就很容易积存在这里，同时也容易被硬的粪便擦伤弄破。细菌侵入之后就会引起肛窦内感染，并沿着肛门腺导管和肛门腺蔓延，所以肛窦炎又是引起多种肛门直肠病的根源，如肛门直肠周围脓肿、肛瘘、肛裂、痔疮、肛乳头炎等，肛管上皮癌的发生，也与慢性肛窦炎症的刺激有关。

由于肛窦的两旁就是肛乳头，所以肛窦发炎后首先是波及肛乳头引起肛乳头发炎，肿胀肥大。临床上肛窦炎和肛乳头炎常常是伴在一起发生的，所以我们把它们放在一起讨论。

肛窦炎和肛乳头肥大有哪些表现？

肛窦炎和肛乳头炎的表现不明显，常被患者忽视，不能及时就医。

肛窦炎主要表现为肛门内间歇疼痛，急性发炎时肛门内有刺痛、灼热感、下坠感、排便时疼痛加重，常有少量黏液或鲜血排出，便后可引起肛门括约肌痉挛，感到肛门内有短暂的疼痛或不适，偶尔有从肛门内向会阴、骶尾部放射的疼痛。

肛乳头炎主要表现为平时感到肛门内有异物感，随着乳头增生肥大，排便时乳头可脱出肛门外。小的乳头便后可自行回到肛门内，大的需用手推回肛门内。如不及时复位，可引起肛门水肿、胀痛，肿大乳头被刺激或破溃后，可使肛腺分泌增加，引起肛门部潮湿发痒。

如何诊断肛窦炎？

肛窦炎主要依靠肛门镜检查来诊断。肛门镜检查时可见到病变的肛窦充血、水肿，肛窦内的凹陷变深，或有少量脓液、黏液从窦口流出。如有肛乳头肥大，可在齿线部看到乳白色三角形肿物。此外，肛管直肠指诊时，肛管一般较紧缩，肛窦发炎处有明显触压痛，可扪及硬结或凹陷，有时可摸到变硬的肛乳头。

怎样防治肛窦炎和肛乳头肥大？

初起可以采取保守疗法。祖国医学认为此病以湿热下注，大肠热毒多见。临床辨证施治，一般多用五味消毒饮和黄连解毒汤化裁，成药可以选用牛黄解毒片、连翘败毒丸、二妙丸等。或服用头孢类、磺胺类药物控制感染。外用安氏熏洗剂坐浴熏洗，肛门内可用痔疮栓、京万红等消炎。

药物治疗无效、局部炎症不减轻、反复发作者，可考虑手术治疗。肛窦炎可施行肛窦切除术，即在局麻下，将感染的肛窦切开，创面不缝合，外用油纱条压迫止血固定。术后每天坐浴，局部换药，一般 7~10 天伤口愈合。肛乳头肥大可施行肛乳头切除术，小的肛乳头可直接切除，乳头大的则需要用线结扎基底部后切除。

肛窦炎是引起多种肛门直肠疾病的祸根，应当重视对其预防和治疗。引起肛窦炎的常见原因有：①慢性肠道炎症，如痢疾、肠结核、溃疡性结肠炎、克罗恩病、蛲虫等的感染刺激；②习惯性便秘，大便在直肠内积存时间过久，堵塞肛窦；③大便干燥硬结，排便时损伤肛窦；④细菌感染。所以，预防肛窦炎应当从及时治疗慢性肠道炎症，防止久泻以及防止便秘入手。坚持每日排便，临睡前用温开水坐浴，洗净肛门，对预防肛窦炎有积极作用。感到肛门不适，有异物感、疼痛要及时检查，早日治疗，防止小病变大或诱发他病。

什么是肛门瘙痒症?

肛门瘙痒症如何治疗?

怎样预防肛门瘙痒症?

第九章

肛门瘙痒和肛门湿疹

什么是肛门瘙痒症？

肛管、肛门周围皮肤及会阴部发痒的症状叫肛门瘙痒症，这是一种常见的肛门疾病，它不同于身体其他部位的瘙痒，其特点是瘙痒剧烈，病程持续时间长。多见于 20~40 岁的青中年人。起初一般限于肛门周围皮肤轻度发痒，如长期不愈，有的会蔓延至阴囊或阴唇，尤其是在会阴部前后发痒最厉害（见彩图 17）。瘙痒在夜间更甚，潮湿环境加剧，有时如虫爬蚁走，有时如蚊咬火烤，令人坐卧不安，无法忍受，不能入睡。于是就狠抓皮肤，虽可暂时止痒，但皮肤抓破可出血、糜烂、刺痛，使痒痛加重，更为难受。病人苦恼万分，久之会引起神经衰弱，精神萎靡，食不知味，夜不成眠。

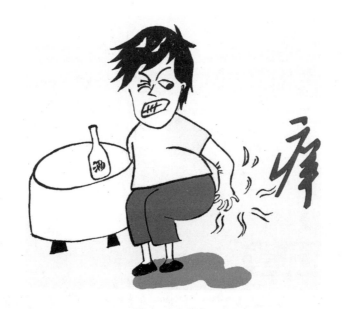

哪些原因可引起肛门瘙痒？

肛门瘙痒可由多种原因所造成，归纳起来可分为全身性因素和局部因素两类。

（1）全身性因素

①过敏反应：有人吃了刺激性食物，如辣椒、酒、香料或吃了对自身过敏的食物如鱼肉虾等引起。②全身性疾病：如黄疸、糖尿病、风湿病、白血病，均可引起。③精神因素：过度兴奋激动、忧郁、神经衰弱等均可引起。④药物刺激：如麻药、激素、软膏类、抗生素等刺激所致。⑤内分泌紊乱：妇女绝经期和男性更年期，因性激素缺少所致。

（2）局部因素

①分泌物刺激肛门皮肤：因肛瘘、肛裂、内痔、肛窦炎和肛乳头炎，黏液增多外溢以及妇女阴道分泌物的刺激均可致病。②肛门皮肤病：肛门湿疹、皮炎、癣等所致。③肠道寄生虫感染：如蛲虫感染、蛔虫、阴虱病等所致。

医学上把有明确发病原因的瘙痒叫继发性瘙痒，而无明确发病原因的瘙痒叫原发性瘙痒。

肛门瘙痒症如何治疗？

肛门瘙痒的治疗首先应寻找瘙痒原因，对能找到明确原因的继发性瘙痒，治好了原发病如肛瘘、痔疮、湿疹等，瘙痒也就好了。不能见痒止痒，单纯依靠止痒药。对原因不明的瘙痒应采取综合方法治疗。

（1）药物疗法

应根据不同原因，合理用药。如过敏引起的可选用马来酸氯苯那敏、二盐酸西替利嗪等；如精神紧张、神经衰弱引起的，夜里可适当服用镇静催眠药，如安定、艾司唑仑片等；老年患者因性激素缺乏引起的瘙痒可在医生指导下适当补充性激素。中成药可选用龙胆泻肝丸、防风通圣丸等口服。

（2）局部用药

安氏肛肠熏洗剂，用水煎后熏洗坐浴，每日两次。其为纯中药制剂，具有清热解毒、燥湿止痒的功效。外擦药物可选炉甘石洗剂、山宝皮宁酊，有止痒效果；重者可选用激素类制剂如曲安奈德软膏等。

（3）手术疗法

对顽固性瘙痒症，用手术疗法，可选用皮浅神经末梢切断术或瘙痒皮肤切除缝合术。

安氏疗法如何治疗肛门瘙痒症？

安氏疗法主要采用芍倍注射疗法治疗肛门瘙痒症。以芍倍注射液 10ml 配0.5% 利多卡因 10ml 点状均匀注射于肛周皮下，通过破坏感觉神经，抑制皮肤对外来刺激的反应。此疗法具有痛苦小、操作简便、见效快、无后遗症等优点，少数患者会复发，行第二次补充注射，可痊愈。

怎样预防肛门瘙痒症？

首先要及时治疗可引起肛门瘙痒的原发疾病如痔疮、肛瘘、蛲虫、腹泻、湿疹等。其次要避免进食和接触自身过敏的饮食、化学药品、生漆等。此外，内裤以纯棉的为好，不要过紧、过硬，避免摩擦肛门皮肤；便纸要用清洁柔软吸水性好的卫生纸，不要用带油墨字迹的纸张，或植物叶、土块擦肛门；便后或临睡前要用温水洗肛门，保持清爽干净；不用刺激性洗剂，切勿用较烫的水坐浴；不坐皮沙发及皮板凳，保持肛门局部透气性好；还应避免焦急、忧虑、过度精神紧张，不可用手狠抓肛门皮肤。

什么是肛门湿疹？

肛门湿疹是一种无传染性的皮肤病，病变多发生于肛门周围皮肤，偶有蔓延至臀部、会阴及阴囊，以渗出、瘙痒、反复发作为主要特征，局部皮肤可有丘疹、红斑、糜烂、渗出、结痂、脱屑等改变（见彩图18）。患病时间长的，肛门周围皮肤常增厚，颜色灰白或暗红粗糙，有时还会裂开口子，发生皲裂，使瘙痒变得更加厉害或出现疼痛。

肛门湿疹有急性、亚急性、慢性三种。它和肛门瘙痒症的鉴别：肛门瘙痒症常先发痒，无渗出液，搔抓破后，继发渗出、出血、糜烂。肛门湿疹常先有丘疹、红斑、渗出、糜烂后才出现瘙痒。

引起肛门湿疹的原因是什么？

肛门湿疹病因比较复杂，一般认为与过敏反应有关。如吃了自身过敏的食物、药物，如鱼虾、蟹、磺胺类药、某些抗生素等，或接触某些易致敏的物品，如生漆、花粉、毛织品、化学品或外用药物、染料；还有湿热、寒冷等诱发致病。另外，内分泌失调，消化功能紊乱，肠道寄生虫病等疾病及痔疮、肛瘘、肛裂、肛管上皮缺损等肛门局部疾病的慢性刺激，也可以诱发湿疹。

中医把引起肛门湿疹的原因归结为风湿热客于肌肤而成，急性者以湿热为主，慢性多伴有血虚生风，以致风燥郁结，肌肤失养而发。

肛门湿疹如何治疗？

治疗肛门湿疹首先要找出引起过敏的原因，避免再食用和接触这些食品、物品。得病后要避免局部刺激，如搔抓、摩擦、洗烫、滥用药物熏洗或外敷；要禁忌饮食辣椒、芥末、葱蒜、白酒等刺激性食物，以免加重病情；还要注意防治腹泻和便秘及其他诱发因素。

（1）西医治疗

西医最常用脱敏疗法，同时常配合外洗方法。常用的脱敏药物有马来酸氯苯那敏、二盐酸西替利嗪、特非那定等，后两者致嗜睡的副作用较轻。外洗法根据急性期、亚急性期、慢性期区别用药。①急性期，局部红肿，糜烂有渗液者，用3%硼酸溶液湿敷；②亚急性期，皮肤仍发红，以丘疹为主的可用氧化锌油。③慢性期，皮肤增厚，粗糙脱屑或苔藓样变化者，可选用倍氯米松霜及一些激素类制剂，如醋酸曲安奈德尿素乳膏等。

（2）中医药治疗

中医药治疗湿疹有良好效果，急性、亚急性肛门湿疹可选服龙胆泻肝丸、二妙丸，以疏风清热，利湿止痒；慢性肛门湿疹，可服用养血祛风、除湿止痒之剂，如当归丸配合参苓白术散。

肛门湿疹患者能否用烫水清洗肛门？

肛门湿疹患者，常常因局部奇痒难忍而喜用烫水熏洗肛门，以解一时之快。其实这种做法是十分错误的，其不仅对治疗没有什么帮助，相反还会加重瘙痒。因为过烫的水刺激肛门皮肤，引起分泌物增多、渗出浸润，导致局部皮肤的炎症加重，长期不愈。因此肛门湿疹局部瘙痒较剧，应找医生用药物治疗，不要用烫水熏洗。

便秘如何
分类?

什么是
便秘?

我们临床如何
诊断便秘?

什么是习惯
性便秘?

第十章

便秘

什么是便秘？

目前认为便秘不是一种孤立的疾病，而是由多种疾病引起的一组症状，如排便次数减少、粪便量减少、粪便干结、排便费力等。部分患者还伴有失眠、烦躁、多梦、抑郁、焦虑等精神心理障碍。隐藏于其后的病因非常复杂，必须结合粪便的性状、本人平时排便习惯和排便有无困难做出有无便秘的判断。便秘作为一种常见病，在人群中的患病率高达27%，但只有一小部分便秘者会就

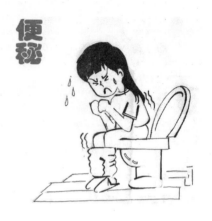

诊。便秘可以发生在各年龄段，女性多于男性，老年多于青壮年。总之，便秘发病率高、病因复杂，严重时会影响生活质量，给患者带来许多苦恼。

便秘如何分类？

便秘按发病机制主要分为两大类：慢传输型和出口梗阻型。

（1）慢传输型便秘

由于肠道收缩运动减弱，使粪便从盲肠到直肠的移动减慢，或由于左半结肠的不协调运动而引起。最常见于年轻女性，在青春期前后发生，其特征为排便次数减少（每周排便少于1次），少便意，粪质坚硬，排便困难；肛门直肠指检时无粪便或触及坚硬粪便，而肛门外括约肌的缩肛和用力排便功能正常；全胃肠或结肠传输时间延长；缺乏出口梗阻型的证据，如气囊排出试验和肛门直肠测压正常；增加膳食纤维摄入与渗透性通便药无效。糖尿病、硬皮病合并的便秘及药物引起的便秘多是慢传输型。

（2）出口梗阻型便秘

由于腹部、肛门直肠及骨盆底部的肌肉不协调导致粪便排出障碍。在

老年患者中尤其常见，其中许多患者经常规内科治疗无效。出口梗阻型便秘可有以下表现：①排便费力，有不尽感或下坠感，排便量少，有便意或缺乏便意；②肛门直肠指检时直肠内存有不少泥样粪便，用力排便时肛门外括约肌可能呈矛盾性收缩；③全胃肠或结肠传输时间显示正常，多数标记物潴留在直肠内；④肛门直肠测压显示，用力排便时肛门外括约肌呈矛盾性收缩或直肠壁的感觉阈值异常等。很多出口梗阻型便秘患者也合并存在慢传输型便秘。

便秘对身体有什么影响？

便秘虽不是什么大病，但却十分痛苦，且可导致一些并发症。长期便秘可致烦躁，精神紧张。对高血压、冠心病人来说，便秘是十分危险的。这些患者经常是在排便时突发脑血管意外，冠心病加重，甚至死亡。对于年轻人来说，便秘可致内分泌失调，导致脾气暴躁，面部出现粉刺痤疮。此外，便秘还可导致高热不退，咳嗽不止。对这些病，通过通便治疗，可收到奇效。

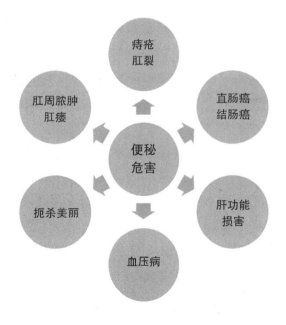

便秘对妇女的影响较大，可能会引起月经紊乱，子宫位置不正。这是因为直肠内粪便过度充盈，子宫颈被向前推移，而子宫体则向后倾斜。如果长时间反复发生子宫后倾，阔韧带内的静脉就会受压而不通畅。子宫壁也会发生充血，并且失去弹性，进而使子宫长久保持在后倾位置，发生骶部疼痛、腰痛、月经紊乱，经期肛门直肠坠胀等。

临床如何诊断便秘？

我们在便秘的诊断和鉴别诊断中，根据临床需要，应做必要的检查。首先要注意是否存在报警症状及全身其他器质性病变的证据；对 50 岁以上、有长期便秘史、短期内症状加重患者应进行结肠镜检查以排除大肠肿瘤的可能；对于长期滥用泻剂者，结肠镜可确定是否存在泻剂性结肠及结肠黑变病；钡剂灌肠造影有助于先天性巨结肠的诊断。

对难治性便秘必须选择特殊的检查方法，包括：直肠及肛门测压（RM）、直肠 - 肛门反射检查、排粪造影、结肠慢传输试验、结肠镜检查或钡灌肠等，有助于确定病因。

安阿玥教授如何诊断便秘？

安阿玥教授常说："便秘是常见的临床疾病，但很多时候它是由多种疾病引起的一组临床症状，隐藏于其后的病因往往相当复杂，尤其是对于病程相对较短患者，更应仔细诊治，不可大意。"祖国医学在治疗便秘方面积累了丰富的经验，我们应当认真学习并继承，但这绝不意味着排斥现代的诊疗方法。中医学是我们祖先在不断临床实践中发展起来的，在发展过程中不断汲取天文、地理、哲学等各方面的知识为己所用。中医学从不是一个封闭的体系，在现代科学快速发展的今天，其亦应与时俱进。我们应当本着"遵经典，融新知，古为今用，洋为中用"的原则，学习运用中医。

便秘的病因诊断主要应从以下两方面着手。

（1）肠道自身病变，包括肠肿瘤、肠扭转、肠套叠、缺血性肠炎、直肠肛管出口梗阻，肛管直肠狭窄、直肠内套叠、直肠前凸等。主要结合消化道内镜检查，消化道造影检查、排粪造影检查等方法确诊。

（2）肠道外病变，包括中枢神经病变、脊髓损伤、腹腔其他脏器占位性病变、内分泌代谢性疾病如甲状腺功能减退、低钾血症、高钙血症、糖尿病等。可采用腹部 CT 或核磁检查，相关生化、内分泌激素测定等。

检查结果如提示便秘是由其他疾病引起，治疗就应以治疗原发病为主。在明确无其他器质性病因的基础上，采用中医辨证施治，遵循中医的诊疗方法和原则，不要为西医理论所干扰。

如何用中医辨证施治便秘？

安教授认为，便秘的发生部位虽在大肠，表现为腑气不通，排便困难，但却与肺、脾、肝、肾四脏密切相关。很多便秘患者都有服用泻药的病史，有的甚至长期依赖通便药，这些药物多含有大黄、番泻叶等苦寒败坏胃气之品，常服久服必损伤脾胃。脾居中焦，主生气血，行津液，可使清阳升，浊阴降，心肺有所养，肝肾有所藏，腑气得通；肺居上焦，为诸脏华盖，主气机之宣发肃降，与大肠相表里，肺失宣降自然会影响肠道的功能。很多便秘患者病程长，安教授认为久病多虚，久病多瘀，立益气养血、祛瘀通便之法，使肠道气血条畅而有所养，传导之功自复。

临床便秘常分为四种证型辨证施治，具体如下。

（1）肺失宣降，大肠津亏

症见：大便干结难下，可见咳嗽、痰多、舌质暗、苔白厚干而少津、脉细滑或细弦。

立法：宣肺和血，润肠通便。

方药：杏仁　牛膝　桔梗　桃仁　当归　玉竹　火麻仁　生地　生甘草

（2）肝肾阴虚，津亏肠燥

症见：大便干燥，排便无力，舌红少苔、少津，甚可见裂纹，脉细弱或弦细。

立法：滋补肝肾，润肠通便。

方药：南沙参　麦冬　生地　石斛　火麻仁　当归　枸杞子　肉苁蓉　川楝子　生黄芪　川芎　木香　生甘草

（3）肝郁脾虚，肠燥津亏

症见：便秘、脘闷、腹胀、纳呆，胁肋胀痛，舌质暗，苔腻少津，脉弦细或弦滑等。

立法：疏肝健脾，润肠通便。

方药：当归　赤芍　白芍　柴胡　炒白术　干姜　火麻仁　何首乌　生地　玉竹　炙甘草

（4）气虚血瘀，脉络痹阻

症见：排便困难，神疲乏力，舌质暗有瘀斑，舌下脉络瘀血，脉细涩无力。

立法：益气养血，祛瘀通便。

方药：生黄芪　赤芍　川芎　当归　火麻仁　桃仁　红花　地龙　何首乌　生地　炙甘草

什么是习惯性便秘？

习惯性便秘多表现为便质干燥坚硬，秘结不通，排便次数减少，间隔时间延长或虽便意频而排出困难，且伴便后残留感或不适感，腹满坠胀，里急后重，头晕乏力等。诊断时需排除器质性因素。

习惯性便秘的形成原因是多方面的，主要有以下几种。

（1）心理因素

情绪紧张，忧愁焦虑，注意力高度集中于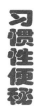某一工作，或精神上受到惊恐等强烈刺激，导致大脑皮层和自主神经紊乱，引起便意消失。肛裂、肛门直肠脓肿、痔疮等患者因恐大便疼痛、出血、脱出，常控制排便，延长排便间隔时间。抑郁性精神病和癔症，结肠过敏等，也可引起便秘。

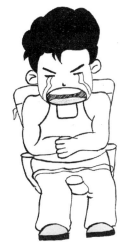

（2）胃肠道运动缓慢

缺乏 B 族维生素，甲状腺功能减退，内分泌失调，营养缺乏等，可影响整个胃肠蠕动，使食物通过缓慢，形成便秘。

（3）肠刺激不足

饮食过少或食物中纤维素和水分不足，肠道收到的刺激量不足，不能引起结肠、直肠的反射性蠕动，结果食物残渣在肠内停留过久，水分被充分吸收，大便干燥，排出困难。

（4）排便动力缺乏

手术损伤了肛门部肌肉，或年老体弱，或久病或产后，致使膈肌、腹肌、肛提肌收缩力减弱，排便乏力，导致便秘。

（5）肠壁应激性减弱

腹泻后肠壁内神经感受细胞为对抗腹泻，保持正常生理功能，常可应激性降低排便活动引起便秘。长期使用刺激性泻药也可减弱肠壁的应激性，导致便秘加重。

习惯性便秘应如何用药物治疗？

习惯性便秘的治疗除了前面提到的生活调摄外，还必须配合合理的药物治疗。目前治疗便秘的药物较多，刺激性泻药有双醋酚酊、酚酞、大黄、番泻叶等，润滑性泻药有石蜡油、甘油、蓖麻油等。此外，根据中医辨证可选用脾约麻子仁丸、六磨汤、增液汤、济川煎等。用番泻叶、枇杷叶、杏仁各3g代茶饮，效果也较好。一些中成药如麻仁润肠丸、通便灵、防风通圣丸、栀子金花丸等均有良好效果，可根据便秘的轻重选用。其中栀子金花丸力量较强，其余3种力量较弱，使用时应找出适合自己的药物，便秘好转后应停用，改用力量稍弱的通便药。

此外，根据病情选用一些调节肠道菌群失调的药物，如乳果糖，其主要成分是乳糖的合成衍生物。由于胃和小肠中缺少乳果糖的分解酶，服用后不被消化分解，可以完整地通过小肠到达大肠。大肠中含多种天然菌群，其中某些菌群如乳酸杆菌和双歧杆菌，可以将乳果糖作为营养物，在肠内分解成低分子量有机酸，如乳酸和醋酸。这种作用是大肠的正常生理活动，可促进肠蠕动并保证软便的形成。因而适量补充这种药物可促进体内有益菌的生长以缓解便秘，并使结肠的生理节律得以恢复。我们在临床中使用乳果糖，发现有如下特点：①软化大便和促进排便作用显著。②很少发生水泻。③不产生耐药性。④除个别患者出现轻度腹胀外无其他不良反应，不影响营养物质的吸收。⑤停药后复发率低。

为什么说治疗习惯性便秘主要靠自我调摄？

习惯性便秘主要是由生活、饮食及排便习惯的改变以及心理因素等造成的，治疗如果不纠正这些起因，效果往往较差。药物治疗只是临时措施，长期依赖泻药只会逐渐加重便秘程度，生活调摄才是根本。

首先应养成良好的排便习惯，每天不论是什么时间，最好定时排便，建议每日晨起后即去排便。每次蹲厕时间不要过长，尽量控制在10分钟内，排不出，可休息休息，等有便意时再排。一定不能在厕所看书、读报、玩手机。

其次，在饮食方面应多食蔬菜、水果、粗粮等含有大量纤维素的食物。

还应适量食用桃仁、松子、黑芝麻等多油脂食品。还可根据肠刺激反射原理进行自我调节。本病属机能型障碍范畴，多由结肠蠕动减弱而致。一切脏器都有"内部感受器"，当这些感受器受到机械的、化学的、温度的、物理化学的刺激时，就可因兴奋而反射性地引起运动的增强。如我们饮用一杯食盐水，就可发挥它的化学性刺激作用，反射性引起消化道蠕动增强，有助粪便排出。晨起后，饮一杯凉开水，对习惯性便秘有很好的调节作用，这是利用了温度的刺激效应。

此外，可根据情况选用太极拳、体操、慢跑、提肛、仰卧起坐等运动项目，经常进行锻炼。

便秘为何不能长期服泻药？

便秘是慢性病，治疗时不能图一时之快而重用泻药。不论何种泻药，久用均能干扰肠道正常活动规律而使便秘加重，同时泻药还有其他副作用。如长期使用双醋酚酊可引起肝功能障碍。石蜡油可妨碍脂溶性维生素 A、D、K_{12}，及钙、磷等的吸收，造成营养不良；孕妇和月经期女性使用，可引起盆腔器官充血，导致流产和月经过多。长期服用番泻叶可引起肠黏膜黑色素变。

什么是出口梗阻型便秘？

以往都将便秘归为结肠功能障碍，近年来人们发现直肠和肛门的异常也是便秘的主要原因。由于肛门和直肠是整个消化道的出口，故称这类疾病为出口梗阻型便秘。目前发现导致出口梗阻的因素有：直肠前突、直肠黏膜内套叠、会阴下降综合征、盆底痉挛综合征、耻骨直肠肌综合征和孤立性直肠溃疡综合征。

出口梗阻型便秘如何治疗？

出口梗阻型便秘临床上以直肠黏膜套叠最为多见，这类便秘通过注射芍倍注射液即可取得较好疗效，避免了采用结扎法处理松弛黏膜后容易引起的出血、肠腔狭窄等问题，是安氏疗法的一大特色。这种注射法的操作与内痔注射法基本相同，只是注射部位稍高，药物用量稍大，一般3日即可见效。对其他类型的出口梗阻型便秘临床上主要是手术治疗，在此不一一赘述。

什么是粪嵌塞？

粪便在直肠腔内停留时间过久，水分被过度吸收，并结成球状，堵塞肛管上口而不能自行排出叫粪嵌塞。得了粪嵌塞的患者都有数日未排便史，总想去大便，当蹲厕后自觉粪便就在肛门口但排不出，使用开塞露等灌肠后，仅将灌肠液排出，粪便仍排不出。这种病多见于年老体弱，长期卧床的患者，由于肠蠕动慢，粪球越积越大，粪块压迫直肠肛门引起局部充血炎症，刺激肛门出现下坠、疼痛、便意频，甚至假性腹泻等症状，令患者十分痛苦。应与便秘相鉴别。

粪嵌塞如何治疗？

粪嵌塞必须去医院治疗，临床上我们碰到有患者自己往外抠便，结果把直肠黏膜抠破了，造成大出血。以往许多医生治疗该病也是在麻醉状态下用手或器械往外挖，但操作时间长，患者痛苦大。我们在临床实践中慢慢总结出一种高压灌肠法治疗，效果较好。用一次性塑料导尿管直接插入粪球中，然后用注射器将灌肠液打入粪球中，可将粪球粉碎，进而排出体外。清理粪块后，再以中药坐浴，肛内纳入消炎药膏，并服用缓泻药，防止再次出现粪嵌塞。

小儿便秘怎么办？

导致孩子便秘的原因很多，饮食原因最为常见，所以孩子发生便秘，治疗的关键是改变饮食的结构和习惯。婴儿发生便秘主要有3个原因：①饮食不合理。吃得过于精细，吃蔬菜和水果太少，大便自然就少。所以建议孩子以碳水化合物和纤维素饮食为主。②不能按时排便。该排便时孩子因为玩或其他事情耽误了，大便长时间堆积在肠内，水分逐渐被吸收，大便就会变得干燥不易排出。所以应从小养成按时排便的习惯。③活动过少。适当的运动可使肠蠕动加快，有助于大便的排出。

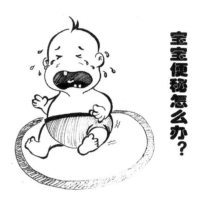

宝宝便秘怎么办？

如何预防便秘？

（1）养成良好的饮食习惯，避免进食过少或饮食过于精细、缺乏残渣、对结肠运动的刺激减少。

（2）养成良好的排便习惯，每日定时排便，形成条件反射，建立良好的排便规律。有便意时不要忽视，及时排便。

（3）避免滥用泻药，合理使用通便药。滥用泻药会使肠道的敏感性减弱，形成对某些泻药的依赖性，造成便秘。必须选择适合自己的通便药，规律服用，形成按时排便的规律。

什么是慢性结肠炎?

溃疡性结肠炎是一种什么病?

如何防治溃疡性结肠炎?

第十一章

炎性肠病

什么是慢性结肠炎？

慢性结肠炎是指直肠结肠因各种致病原因导致肠道的炎性水肿、溃疡、出血病变。通常根据致病原因分为特异性结肠炎和非特异性结肠炎。特异性结肠炎，即有明显原因的结肠炎；非特异性结肠炎，即致病原因不明的结肠炎。特异性结肠炎常见的有痢疾、结肠结核、阿米巴痢疾、放射性直肠炎等，非特异性结肠炎有溃疡性结肠炎、克罗恩病等。而临床所称的慢性结肠炎多指非特异性结肠炎。

慢性结肠炎必须通过内窥镜检查才能明确炎症的不同范围和病变的程度，从而明确诊断。通过病理检查和连续定期的内窥镜追踪检查后，不断调整治疗方案，才能使结肠炎得到合理的有效治疗。所以慢性结肠炎的诊断较为复杂，常常要进行反复排除性检查才能正确诊断。慢性结肠炎的诊断包括临床类型、严重程度、病变范围及病程的阶段。明确的诊断对正确的治疗意义重大。

慢性结肠炎有哪些表现？

慢性结肠炎可出现腹痛、腹泻、便频、里急后重、黏液血便、脓血便、发热及体重减轻等一系列症状。该病可呈急性发作，也可呈慢性迁延性发作，长期不愈的慢性结肠炎可导致贫血、营养不良。

慢性结肠炎通过内窥镜检查分为急性活动期、慢性活动期、缓解期、痊愈期或静止期。根据病情发展特点又分为以下四种类型：①初发型，即首次发生的疾病，有轻重两种；②暴发型，即突然发作，伴有高热、大出血、毒血症，严重时可出现中毒性巨结肠，导致死亡；③慢性持续型，此型较多见，肠道内炎性病变长期处于慢性活动期改变，病人因长期慢性消耗出现贫血、体重下降；④慢性间歇型，此型病情迁延，但中间可间歇数周甚至数年不发作，有时被误诊为大肠炎性息肉。

慢性结肠炎有何药物治疗？

本病的药物治疗应根据病情轻重选择不同的药物。腹泻偶发，腹痛不明显，可口服盐酸小檗碱 0.3g，每日 3 次，或服用诺氟沙星 0.2g，每日 3 次。也可选择中药参苓白术散，补中益气汤，六味地黄丸长期服用。对腹泻和腹痛较剧者，应禁食，静脉滴注抗生素，必要时给予中药或西药灌肠。

中药固本益肠片治疗本病效果较好，其主要成分是党参、黄芪、延胡索。该药可健脾益气，温肾助阳，有良好的抗溃疡、止泻、止痛、止血、抗炎消肿、生肌敛疮等作用。口服，1 次 8 片，1 日 3 次。

现在临床我们也配合调节肠道菌群药使用，取得良好效果。常用药物为双歧杆菌乳杆菌三联活菌片，适应证为肠道菌群失调引起的腹泻、慢性腹泻、抗生素治疗无效的腹泻及便秘。口服，1 次 4 片，1 日 2~3 次。温开水或温牛奶冲服。

为什么说慢性结肠炎主要在自我调养？

根据我们的临床经验，本病很难依赖药物达到完全治愈，经常是治愈后又复发。我们体会治疗本病的根本方法是病人的日常自我调养。首先在精神上尽量避免高度紧张，病情反复发作也不要产生焦虑心情，做到乐观、豁达，时时树立战胜疾病的信心；其次生活上应注意劳逸结合，保暖，避免过度疲劳；再次在饮食上应忌食生冷、辛辣、油腻食物。做到以上三点，加上合理的药物治疗，就可彻底治愈本病。

溃疡性结肠炎是一种什么病？

溃疡性结肠炎是大肠炎性疾病的一种，是非特异性炎症中最多见的（见彩图 19）。溃疡性结肠炎的病因至今尚不明确，多数学者认为是一种免疫性疾病，可由多种因素诱发，如食物过敏、肠道一般感染，并和遗传因素有关。

本病与细菌性痢疾都有腹痛、腹泻、黏液脓血便等症状，而且慢性菌痢与溃疡性结肠炎都有反复发作的病史，所以，有时临床上仅凭症状难以区分二者。因此，临床诊断时，需反复多次做大便的细菌培养，排除各种特异性结肠炎如菌痢等，方可确诊此病。

溃疡性结肠炎的病因是什么？

本病的病因尚不明确，过去多认为与感染、精神、溶菌酶和营养缺乏等因素有关，近年来免疫异常和遗传等因素受到重视。

（1）感染因素

本病发病前常有肠道细菌或病毒感染的病史，发病过程中有一定的全身性感染症状。

（2）免疫因素

1977 年，Friedman 发现本病患者的抗结肠抗原体增加，以 IgM（免疫球蛋白的一种，后 IgA、IgG 同）增加为主，IgA 及 IgG 也相应增高，淋巴细胞转化率较低，肠黏膜免疫活性细胞发生改变，T 细胞减少，B 细胞增高，二者比率改变，皆证明细胞免疫的改变。

（3）遗传因素

据统计，患者家族中本病的患病率为 5%~15%，高于一般人群。

（4）精神因素

这可能是本病发生的重要因素之一。主要有以下几个方面。①结肠炎病人常有性格的改变，这实际上系疾病的结果，而不是原因。②肠黏膜在精神紧张状态时，有可能引起充血、溃疡及分泌物增多现象。③刺激副交感神经出现的肠道功能改变常与溃疡性结肠炎相似。④病人在用精神疗法时，常可获得与其他内科治疗方法同样的效果。

（5）溶菌酶学说

本病患者粪便和结肠黏液中的溶菌酶浓度明显高于对照组。给动物口服多量溶菌酶，能造成结肠的表浅溃疡。

溃疡性结肠炎的临床表现是什么？

本病发病时可出现腹泻、腹痛、脓血便或黏液性血便，排便时里急后重，排便次数增多，严重者可达每日 10~30 次，有时会出现发热、食欲下降、全身乏力、腹胀、甚至脱水。反复发作的溃疡性结肠炎可以出现结肠穿孔、肠瘘和癌病等并发症。慢性病变者可导致贫血、体质下降。溃疡性结肠炎也可呈突然性发作，发生下消化道大出血，严重者可危及生命。

溃疡性结肠炎主要病变在直肠和乙状结肠，有的可以发展至全结肠。从病理上看，病变主要分布在黏膜层，少数可以发展到黏膜下层和肌层（克罗恩病的病变主要在黏膜下层和肌层，可予以鉴别），脓肿和瘘管一般比较少见。从内窥镜下肉眼观察，黏膜可见剥脱样、融成一片的浅溃疡，局部有坏死的上皮和脓性分泌物。慢性反复发作型的溃疡性结肠炎，在溃疡间可见假性息肉，痊愈后，这些息肉仍然存在。

如何防治溃疡性结肠炎？

溃疡性结肠炎的治疗，应根据病情而定，重症、急性发作型需住院治疗。很多学者认为此病与精神因素关系密切，因此在治疗中强调病人应在光线较暗的安静环境下休息治疗。活动期需限制饮食，尤其是有食物过敏史的人，应尽量避免食用致敏食品，如奶制品、鱼虾等。便血的病人宜用止血药，合并感染者选用恰当的抗生素。

溃疡性结肠炎基本治疗的药物是柳氮磺吡啶以及同类药物如 5- 氨基水杨

酸等。采用此类药物治疗时，应在医生指导下使用足够的剂量，一般需服药 3 个月至半年，在服药期间应定期检测白细胞数量，防止因药物作用引起白细胞减少症。在症状彻底缓解后，逐渐减量至停药。某些重症型和反复持续发作型的患者，需采用激素疗法。另外可口服中成药固本益肠片，调节肠道菌群药如双歧三联活菌等。

保留灌肠在溃疡性结肠炎的局部治疗中，有较好的效果。一般采用中药煎剂灌肠时应辨证施治，采用清热燥湿、凉血止血、柔肝止泻、补中益气等方剂。也可采用锡类散、云南白药等中成药。5% 的腐殖酸钠溶液有一定的止血消炎效果。使用柳氮磺胺和某些激素类栓剂以及通过内镜做药物喷洒也效果良好。

该病在急性暴发、经内科治疗体质改善后可进行手术治疗，并发肠穿孔和癌变时，也应及时进行结肠部分切除术或全结肠切除术。

溃疡性结肠炎的预防，应注意锻炼身体、增强体质、保持胸襟宽阔、心情舒畅。生活中应注意调节饮食，避免刺激性食物及饮酒，有过敏史的人应注意食品选择。要防止慢性便秘，积极治疗各种肠道传染病和各种肠道寄生虫病。

大肠息肉有
几种?

什么是
息肉?

腺瘤性息肉应
当怎样治疗?

什么是家族
性腺瘤性息
肉病?

第十二章

大肠息肉病

什么是息肉？

息肉，是指人体组织表面长出的多余肿物。《说文解字》记载："瘜，寄肉也。"瘜即今之息，是多出、盈余之意。息肉也是良性肿瘤的一种，如《玉篇》说："瘤，息肉也。"现代医学通常把生长在人体黏膜表面上的赘生物统称为息肉，而生长在皮下的脓肿、脂肪中的脂肪瘤、肌肉内的肌瘤等，也可引起体表的隆起，但不属息肉范畴。

大肠息肉有几种？

大肠息肉是指结肠和直肠黏膜表面突向肠腔的隆起物。中医根据息肉的形态和多少，常称为"樱桃痔"或"珊瑚痔"，这里的"痔"是突起的意思。大肠息肉的 2/3 生长在直肠和乙状结肠。

大肠息肉只是一种统称，医学上根据大肠息肉的病理性质，又将其分为四种。

（1）腺瘤性息肉，也有称大肠腺瘤，这里的瘤与息肉是同一意思。临床上这类息肉最多，90% 以上分布在直肠，包括管状腺瘤、绒毛状腺瘤、家族性息肉病等（见彩图 20）。

（2）错构瘤性息肉，包括儿童性息肉、黑斑息肉病等。

（3）炎性息肉，包括溃疡性结肠炎、克罗恩病、痢疾等各种炎性肠道疾病引起的息肉（见彩图 21）。

（4）增生性息肉，又叫化生性息肉。

什么是腺瘤性息肉，有几种，有什么症状和特点？

腺瘤性息肉又称大肠腺瘤，其病理结构是由腺体组成的，它其实也是一类大肠息肉的统称，具体包括管状腺瘤、绒毛状腺瘤、家族性息肉病等几种，是大肠内最常见的息肉状病变。多见于男性青壮年，儿童偶发（家族性息肉病除外）。

腺瘤性息肉约有 80% 无临床症状，所以早期不容易发现。只有在息肉表面感染糜烂时，才出现症状，主要表现为大便后肛门出血，血色鲜红，血量不多，不与粪便相混。也表现为大便表面带黏液或血丝。若息肉大，位置低，常伴有排便不畅、便条有沟槽、肛门下坠、里急后重等不适。有时息肉蒂较长，可以有鲜红的肉样肿物脱出肛门外。若长期便血可伴贫血、乏力等全身症状。

本病通过指诊、肛门镜、纤维结肠镜、气钡灌肠造影等检查可发现，发现时其大小多超过 1cm。据统计，3/4 为单发，但多发者也不少见。腺瘤与结肠癌并发时，常为多发性。小腺瘤在肠黏膜表面的突起如米粒或黄豆大小，表面光滑或呈细颗粒状，颜色接近正常黏膜，质软；大腺瘤如樱桃或草莓，表面有浅沟或分叶状，色暗红。腺瘤大多有蒂，蒂是正常黏膜被牵拉形成，所以不属于腺瘤结构。腺瘤发生癌变后，侵及蒂部及其底部的并不多见，据统计仅约 1%。

为什么腺瘤性息肉又称癌源性息肉？

现在研究证实，腺瘤性息肉可以癌变，所以我们又称其为癌源性息肉。其主要依据有：①发病的地区一致，如在大肠癌高发的欧美国家，腺瘤性息肉也比较常见，而大肠癌低发区腺瘤性息肉也少。从发病年龄上可以显示腺瘤性息肉较大肠癌早 5~10 年，家族性大肠息肉病比癌早 10~20 年，这个比较相近的时间可能是癌变的过程。腺瘤性息肉和癌的发病率都在 45 岁以后逐年增加。②在肠道的分布上一致，二者在直肠和乙状结肠部位的均占一半以上。③患腺瘤性息肉的病人患大肠癌的风险增加，而摘除后风险就降低。④腺瘤性息肉体积增大时癌肿的频率亦增加。⑤从组织学上发现了腺瘤—癌演变的过程。组织学检查发现大肠癌常有残留的腺瘤组织，伴有腺瘤率约为 10%，又叫哨兵息肉，这种情况比一般的人群高 5 倍。而腺瘤患者同时患癌率为

1.5%~5%。⑥在遗传性大肠息肉病患者中二者并存。所以认为除了溃疡性结肠炎恶变外，大肠癌均起于腺瘤性息肉。

腺瘤癌变与哪些因素有关呢？一般认为与腺瘤性息肉的大小、外形、位置、数目、生长速度、病理类型及年龄等有关。瘤体直径小于1cm者癌变率1%，大于2cm者癌变率50%，大于4cm者癌变率可达60%以上，说明瘤体越大，癌变率越高；广基息肉较有蒂息肉易癌变；位于远段结肠、乙状结肠的息肉癌变率高；数目增加、短期迅速长大以及患者年龄越大者癌变率也随之增加。另外，癌变率与腺瘤的病理类型也有关。

腺瘤性息肉应当怎样治疗？

本病的治疗，原则上是一经发现，就应通过手术或电切将其去除，但多数专家认为，这种息肉可以长期存在，因其生长缓慢，发生癌变的过程很长，估计在10年以上。另外，即使带蒂息肉发生癌变，侵及蒂部和基底部者也不多。

随着纤维结肠镜下电切术的应用，多数息肉可以不用开腹而切除。凡有蒂息肉直径在5cm以下，或广基息肉直径1.5cm以下者均可电切摘除。若息肉属高位，怀疑有恶变的绒毛状腺瘤，直径超过1.5cm以上者应慎重。近年来，随着器械与配套设施的不断完善，多数医生遵循见瘤即切、全瘤摘除的原则，以预防腺瘤癌变。已恶变的，如果属于原位癌，全瘤摘除与手术效果相同。如为浸润癌只要是癌灶距切除边缘在2mm以上，没有侵犯淋巴管，组织学类型属于高、中分化的，都可以采用电切摘除，激光、微波等治疗亦可收到类似效果。

由于腺瘤性息肉存在多发倾向和癌变的危险，术后应随访。肿瘤细胞倍增时间在300天以上，所以随访不需要过于频繁。首次进行息肉摘除及全肠道清理后，可间隔1年做结肠镜复查，如未发现新生息肉，可间隔3年，但在此期间每年应作大便潜血检查，如为阳性，间隔1年再复查。

若为肠道多发性息肉，电切有一定困难或不耐受结肠镜检查，也可采取以下几种中医中药方法治疗。

（1）内治法，以清热利湿、活血化瘀、软坚散结为主。

处方：半枝莲30g、白花蛇舌草30g、山豆根15g、夏枯草30g、黄柏15g、薏苡仁15g、秦皮10g，水煎服，每日1剂分2次服。腹痛者加元胡、茴香、白芍；

腹泻者加马齿苋、黄连；便血者加地榆、槐角；气虚乏力者加党参、黄芪、当归；黑便者加蒲黄、五灵脂、桃仁、红花。

（2）外治法，以软坚散结、清热解毒为主。

处方：乌梅30g、五倍子15g、生牡蛎30g、夏枯草30g、黄柏15g、穿山甲15g、三七粉6g。浓煎出150~200ml，每次用50ml，保留灌肠，每日1~2次。

什么是绒毛状腺瘤，特点是什么？

绒毛状腺瘤又称乳头状腺瘤，是腺瘤性息肉的一种，临床较少见，约占10%，多见于老年人，很少发生在40岁以下，男性多于女性（见彩图22）。

本病的特点是，绝大部分基底较大，无蒂，瘤体很软，指诊时容易漏诊。其癌变率较管状腺瘤高，约为40%。此种腺瘤很少为多发，但结肠和直肠可以同时有其他腺瘤性息肉并存。

本病的主要表现是大便带黏液和血，常伴有排便不畅，里急后重，腹泻。晨起排出大量蛋清状的黏液便为其症状特征。病久会引起蛋白质和电解质及水的丢失，可出现低钾性心律失常，乏力体瘦，易疲劳，临床有时误诊为黏液性或溃疡性结肠炎。

什么是家族性腺瘤性息肉病？

家族性腺瘤性息肉病又叫多发性息肉病，与前述息肉不同的是，它是一种遗传性疾病，而且多发，可布满结肠和直肠，具有很高的癌变倾向。好发于青年，一般 15~25 岁开始出现临床症状，30 岁左右最明显（见彩图 23）。

息肉的形态、大小不一，肉眼可见在肠黏膜上有许多散在的豆粒大小的息肉，或多发的小息肉在肠黏膜上呈绒毡状，小息肉有蒂者极少，病理与腺瘤样息肉相同。

息肉病早期症状不明显，常见的有腹泻、腹痛、便血。便血常持续，后期伴有恶变。若继发感染，则以上症状加重，同时见大便稀软、味臭、带有泡沫，有时带黏液脓血，亦有大便秘结伴里急后重感。位于直肠下端的较大瘤体，便后可脱出肛外，呈暗红色、乳头状肿物。患者由于长期消耗，常出现贫血、体重减轻。

此病的严重性在于癌变率高，而且癌变常不限于一处，为多中心。患者 12、13 岁即可出现腺瘤性息肉，20 岁时息肉已遍布大肠，如不及时治疗，40 岁以后几乎不可避免地出现癌变。据文献记载，大肠腺瘤演变为癌需时 5~15 年。癌变发生的部位和一般大肠癌规律类似，直肠和乙状结肠多见，来自息肉病的腺癌，发病早、发展快、易扩散，手术切除后的 5 年生存率也较低。

根据伴发的不同肠外表现，有以下几种遗传性息肉病综合征。

（1）P-J 综合征，又叫黑斑息肉综合征。特征是特定部位有多发性黑色素沉着斑和胃肠道多发性息肉。色素斑可分布在口唇周围、口腔黏膜，还可在手指、足趾、手掌背面、眼、鼻及肛周等处，儿童及青春期色素斑较浅，至成年期逐渐变深，到老年又变淡，呈圆形、卵圆形或不规则形。此种息肉极少癌变。发病年龄多在 20~25 岁。

（2）Gardner 综合征，是指大肠多发性息肉伴有多发性骨瘤和多发性软组织瘤，还可伴牙齿异常，如埋伏齿、过剩齿等。发病年龄比家族性腺瘤发病晚，多在 30~40 岁，息肉在结肠、直肠内较分散，小肠也可以有，癌变率达 45%。

（3）Turcot 综合征，指息肉病伴中枢性神经系统肿瘤。此病属家族性息肉病范畴，多发生在 25 岁以下。

（4）Cronkhite-Canada 综合征，其特征为胃肠道息肉病伴有色素沉着、脱毛、指甲萎缩。症状为腹泻、黏液血便、脂肪样便等。此种息肉不一定全是腺瘤性，也可以是错构瘤，与儿童息肉相似，很少癌变。发病年龄较晚，多在 50~60 岁。

（5）Cowden 病，息肉可以波及口腔、胃、小肠等除食道外的全部消化道。伴多发性先天畸形、甲状腺肿瘤、乳腺纤维囊性病。此种息肉极少癌变。

家族性腺瘤性息肉病如何治疗？

该病治疗起来比较困难，目前尚无特效的药物，国内外普遍采用息肉电切和病变肠段手术切除的方法。但是，随着内窥镜技术的进步和普遍开展，国内学者认为除非发生严重的并发症，一般不主张做结肠肠段或全结肠切除术，对息肉数目较少或单个息肉较大的病例可行内窥镜息肉摘除术。由于内窥镜的检出准确率高、针对性强，此种方法的成功率较全结肠切除术大大提高，患者易于接受。

但若出现并发肠套叠有完全性肠梗阻，或消化道急性或慢性出血，或息肉直径在 2.5cm 以上致不完全性梗阻，或息肉位于癌的好发部位，如胃、直肠、结肠等处，均应采取手术治疗。如有癌变，应按肠癌处理，但术后要定期随诊。

由于频繁的内窥镜下摘除息肉或手术切除过多的肠管，都会给患者造成一定的痛苦或不可逆的生理功能障碍，患者不易接受，所以国内外学者都在努力寻找有效的治疗药物。

中国中医科学院望京医院肛肠科的安阿玥教授根据"息肉为气机郁阻、热毒内蕴、气滞血瘀于肠间所致，病久则伤气耗血"的中医理论，经多年临床实践，采用扶正祛邪、攻补兼施的中药内服外灌法治疗本病。①内服方：紫花地丁、蒲公英、半枝莲、生地榆、白花蛇舌草、桃仁、白术、炙甘草、蜂房、穿山甲、生地、元参。水煎，每日 1 剂，早晚分服。②灌肠方：乌梅、五倍子、五味子、生牡蛎、夏枯草、生地榆、马齿苋、贯众、秦皮、石榴皮。

浓煎，保留灌肠，每日 1 次，3 个月为 1 个疗程。此方具有清热解毒利湿、涩肠止血作用。临床观察发现，对一些初期瘤体小且数目不多的患者，该中药内服外灌法可使其免除手术之苦。

对于手术后或已不能手术的患者，坚持应用中药内服外灌，并配合西医疗法，可延缓病情发展，改善全身症状。有以下几种西药可供参考使用：①舒林酸，每次口服 150mg，每日 2 次，连续 9 个月。该药能有效地较少息肉的数目和大小，但不能消除癌变的危险。②用治疗肿瘤的药物 5- 氟尿嘧啶 250~500mg 加入 10% 葡萄糖 500ml 静脉点滴，每月 2~3 次，10 次为 1 个疗程。间隔 2~4 周，每周查 1 次白细胞和血小板。白细胞低于 3500/mm^3，血小板低于 5 万时停止用药。③洛塞克，每次口服 40mg，每日 1 次，连续 30 天。或洛塞克 40mg 加生理盐水 100ml，保留灌肠，连续 30 天。灌后翻转 10 次，头低位 30 分钟。以上西药应在医生的指导下应用。

什么是儿童息肉，怎样治疗？

儿童息肉是错构瘤性息肉的一种。所谓"错构"，是指其内部组织在结合时发生异常，而组织本身都是一些正常的细胞和血管等，所以病理学上认为该种息肉是一种正常组织的异常组合，其与腺瘤性息肉不同，不发生癌变。主要发生在 10 岁以下的儿童的肠道，平均发病年龄 5 岁，男孩多于女孩，又叫幼年性息肉、先天性息肉、潴留性息肉。约 70%~80% 发生在直肠，而且 60% 距肛门口 10cm 以内，大部分为单个。多数在青春期后自然消失。成年人偶有发生，但较少见。

儿童息肉呈球形，直径不超过 1cm，表面光滑，一般均有细长的蒂，蒂为正常黏膜组织。临床症状以大便带血或便后滴血，血色鲜红，与大便不混；出血量一般不多；息肉发炎时，大便可带黏液血，无疼痛。低位息肉，用力排便时可脱出肛外，便后又缩回。

儿童息肉的治疗方法，如息肉较少，位置较高，临床症状不明显，有自行脱落的可能，不必刻意手术摘除；如单个息肉，蒂较细，位置较低，指诊能摸到者，可行手术摘除；如息肉较大，蒂较粗，可在局麻下行息肉结扎切除术。

什么是炎性息肉和增生性息肉？

炎性息肉，也叫假性息肉，这种息肉是因大肠黏膜发炎，形成溃疡后，肉芽组织增生而形成的。多见于溃疡性结肠炎、阿米巴痢疾、肠结核、克罗恩病、血吸虫病等。临床症状一般不明显，常以腹泻、黏液便、血便等肠炎的表现为主。息肉多无蒂，呈灰白色。该病以治疗原发性炎性肠病为主。

增生性息肉，又称化生性息肉，多发生在直肠，40岁以后发病，随年龄增长，发病率增高。息肉的数目虽多，但无明显的症状，偶有大便带鲜血。镜下可见息肉体积小、均等、表面光滑、蒂短。本病无癌变倾向。目前该病的病因尚不清楚，一般不需特殊治疗。

什么是大
肠癌?

大肠癌有哪些
表现?

大肠癌如何
治疗?

第十三章

大肠癌

什么是大肠癌，发病情况如何？

大肠癌是指发生在结肠、直肠、肛管部位的恶性肿瘤，是消化道最常见的恶性肿瘤之一。直肠癌位置低，容易被直肠指诊及乙状结肠镜诊断。但因其位置深入盆腔，解剖关系复杂，手术不易彻底，术后复发率高。中下段直肠癌与肛管括约肌接近，手术时很难保留肛门及其功能，也是手术方法上争论最多的一种疾病。结肠癌占大肠癌40%左右，好发于45~50岁之间，但1/3病人年龄在40岁以下。近年来结肠癌发病率呈上升趋势，尤其是右侧结肠癌的比例呈增加趋势。我国直肠癌发病年龄中位数在45岁左右，青年人发病率有升高的趋势。

大肠癌多发生在哪些部位？

据有关资料统计，大肠癌的发病率，在盲肠为8.3%，升结肠为3.6%，肝曲为2.5%，横结肠为4.5%，脾曲为3.0%，降结肠为5.6%，乙状结肠为20.4%，直肠为45.0%，肛管为5.1%。由此可见，大肠癌的发病部位主要是在乙状结肠和直肠，其中70%左右的直肠癌发生在肛门指诊可触到的地方。所以说，凡是有肛门直肠疾病的症状，常规行肛门指诊具有很重要的意义。

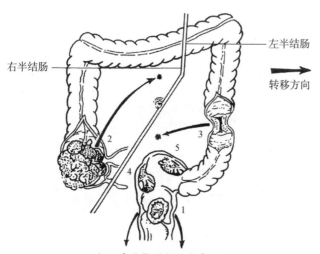

大肠癌的类型和好发部位

1.溃疡型；2.增生型；3.狭窄型；
4.恶性腺癌；5.恶性乳头状癌

大肠癌有几种类型？

根据病理分型，大肠癌有早期大肠癌和进展期大肠癌之分。

（1）早期大肠癌

早期大肠癌是指局限于大肠黏膜层及黏膜下层的癌。其大体分型有：①息肉隆起型：根据肿瘤根蒂的形态，又有广基型和有蒂型两种。②扁平隆起型：肿瘤如钱币形状隆起于黏膜表面。③扁平隆起伴溃疡型：肿瘤如小盘状，边缘隆起，中心凹陷。

（2）进展期大肠癌

大体分为以下四型：①隆起型（息肉型）：即指凡是肿瘤向肠腔内生长，并突出者即为此型，肿瘤呈结节状、息肉样或菜花样隆起，有蒂或呈广基状。②溃疡型：凡是肿瘤形成较深的溃疡者，均属此型。肿瘤外观可呈火山口状。③浸润型：是指肿瘤向肠壁各层弥漫浸润，使局部肠壁增厚，但表面常无明显溃疡或隆起，肠管多环状狭窄。④胶样型：肿瘤外观不一，或隆起或伴有溃疡形成，但外观呈半透明胶冻状。

大肠癌的组织学分几型，预后如何？

（1）腺癌

占大多数，约90%，癌细胞排列成不典型的腺管状，腺管的大小、形态、增生程度及间质数量等变异较大，见于大体分型中的菜花型、溃疡型等，依分化程度可分为Ⅰ、Ⅱ、Ⅲ、Ⅳ级，Ⅳ级分化最差。

（2）黏液腺癌

癌瘤呈胶冻状，癌细胞分泌不同程度的黏液，细胞核被黏液挤到一侧。恶性程度较高，预后较腺癌差。

（3）未分化癌

癌细胞是圆形或不规则形，排列不规则，易侵入小血管和淋巴管，预后最差。

（4）腺鳞癌

是腺癌和鳞癌并存的肿瘤。

（5）其他

如鳞状细胞癌、嗜银细胞癌等。

大肠癌的转移途径是什么？

大肠癌的转移途径主要有：直接蔓延、淋巴转移、血行播散、种植转移、神经鞘转移。其中前四种最为常见。

（1）直接蔓延

癌肿沿肠壁可向上、向下并环绕肠管蔓延，亦可向深部发展，侵入肠壁全层后可侵犯邻近脏器，如前列腺、膀胱、子宫、卵巢、阴道和骶骨等。癌肿沿肠壁上下蔓延，环绕肠管蔓延的速度较慢，浸润肠管1周约需要18~24个月。

（2）淋巴转移

是直肠癌最主要的转移方式，分别沿上、中、下三个方向向淋巴引流区扩散。发生在直肠上1/3段的癌肿，均向上方沿直肠上动脉、肠系膜下动脉及腹主动脉周围淋巴结转移。一般向下方淋巴结转移的较少，但当淋巴结已有癌转移时，淋巴液的正常流向受阻，则可逆向转移到低于原发癌的淋巴结，可向下和向两侧扩散。直肠下段癌肿的淋巴引流主要也是向上，但同时可沿痔中血管进入髂内淋巴结或提肛肌及盆壁筋膜的淋巴管及闭孔淋巴结，有时癌细胞也可向下穿过提肛肌与痔下血管伴行至坐骨直肠窝内的淋巴结，或引流入腹股沟淋巴结。

（3）血行播散

癌肿的恶性度越高，则癌细胞通过血行播散的机会越多。癌细胞侵入静脉后形成癌栓，在血管内生长，可通过肠系膜下静脉、门静脉、髂静脉或其他静脉转移，其中以经门静脉转移到肝脏者最多见，也可转移到肺、骨、脑等。

（4）种植转移

多见于腹腔内种植、吻合口种植及切口种植。癌细胞脱落后，也可种植到肠黏膜的其他部位。穿透肠壁的癌肿，可种植在壁腹膜和腹腔内其他器官的表面，生长成转移癌结节。

（5）神经鞘转移

肿瘤浸润到神经或神经鞘后，可沿神经鞘发展蔓延。患者常有疼痛，提示预后不良。

总之，癌肿转移途径有多种类型，它可通过一种方式转移，亦可通过几种方式联合播散或转移。

大肠癌有哪些表现？

大肠癌早期病变仅为黏膜上有一稍隆起的结节，没有任何明显的症状。当癌肿发展到一定程度，肿块逐渐增大，才出现一系列改变。主要临床表现如下。

（1）便血

便血是大肠癌的最早期症状。当发生少量出血时，肉眼往往看不到，通常是在做大便常规显微镜检查时，才发现有大量红细胞或大便潜血试验

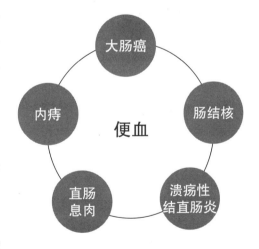

呈阳性。出血量较多时，一般用肉眼就能看到，血可以是鲜红，也可以是暗红，此时，人们往往误认为是痔疮，而不去医院检查、治疗，延误了病情。当然，大便出血不是大肠癌的特有症状，内痔、直肠息肉、溃疡性结直肠炎、肠结核等

许多疾病都有便血症状，但应注意的是如果有便血症状或大便潜血试验阳性，又经药物保守治疗无效，尤其是对于中老年患者，就要想到大肠癌的可能。

（2）大便习惯改变

大便习惯改变是大肠癌的另一个较常见的早期症状。经常表现为大便不规律，大便次数增多，有时便秘，有时腹泻，或者二者交替发生，进一步发展，可表现为便意频繁，排便不尽或肛门下坠不适等。

（3）黏液便和脓血便

几乎所有的大肠癌病人，出现肉眼血便时，都不是单纯的血便，往往是带有不同程度的黏液或脓液，尤其是发生在距肛门较近的肛管、直肠、乙状结肠部位的癌肿，该表现更加多见。

（4）大便性状改变

发生在肛管、直肠末端的癌肿，当癌肿长到一定大小时，常使大便形状改变，表现为大便变细、变扁或有沟等，而痔疮长到一定大小时，也有大便性状的改变。区别是痔疮患者虽有大便性状改变，但大便带血常在大便表面，血不与粪便相混，血色鲜红，而肛管、直肠有癌肿时，大便常为粪便、黏液、脓液混合，一般不难鉴别。

（5）腹痛和腹部不适

为大肠癌的常见症状，其发生率为60%~81%，主要是癌肿发生糜烂、坏死或继发感染致使肠管痉挛而引起，可表现为隐痛、钝痛、绞痛，可以是阵发性的，也可以是持续性的。

（6）腹部肿块

在大肠癌的癌肿在生长到一定程度时出现，其发生率约为47.7%~80%，肿块坚硬，大小不等，也可随体位变化而移动。尤其是发生在横结肠段、乙状结肠段时，癌肿位置极为不恒定。若癌肿波及肠壁外，与其他脏器发生粘连，可出现相对固定的肿块。

（7）急慢性肠梗阻症状

当癌肿生长到一定大小时，肿块可以阻塞肠腔引起完全性或不完全性肠梗阻症状，其发生率为20%~55%，主要变现为腹痛、腹胀、恶心、呕吐、大便不通等。

（8）全身表现

当癌肿生长到一定程度，发展到晚期，还可以表现为贫血、消瘦、全身乏力等。

怎样才能早期发现大肠癌？

高位结肠的早期癌几乎无任何症状，即使是低位大肠癌，症状也不甚明显。但是，近年来随着全国大肠癌筛查的推广，广大医务工作者以及患者对大肠癌认识逐渐提高，早期大肠癌的发现率有所增加。采用的主要方法有以下几个方面。

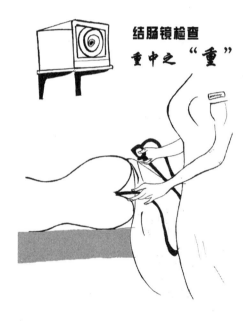

（1）普查

①对有症状的病人进行普查，即对有黑便和鲜血便，无明显诱因出现腹泻的病人，行钡灌肠、气钡双重造影检查或纤维结肠镜检查。②对无症状的人群进行普查。从 40 岁开始，每年进行 1 次肛门指诊；从 50 岁开始，每年进行 1 次大便潜血试验，必要时再行气钡双重造影或行纤维结肠镜、乙状结肠镜检查。

（2）自我预测

由于大肠癌的早期症状不具有特异性，很多疾病都表现有便血、黏液、腹痛、腹胀等症状，但当出现大便下血，大便习惯不规律或干稀粪便交替发生，继之又伴有黏液、脓液，经专科检查，无发现有痔疮，同时又给予药物对症治疗无明显效果，并且有逐渐加重的趋势，应该想到有大肠癌的可能。

（3）详细检查

①大便潜血试验是早期发现结肠癌的最好办法。因为结肠癌患者早在出现其他临床症状之前，大便潜血试验即可呈阳性。该方法简单经济，又无痛苦。但它有一定的假阳性和假阴性，对大肠癌的预测率只有 44%~50%。临床上应多次检查（最少三次），以提高阳性率。②肛门指诊也是一个简单易行、无痛苦，而且可靠的检查方法。大肠癌约 70% 发生在直肠和乙状结肠，其中又有 70% 以上的直肠癌位于指诊可接触到的地方。在指诊退出手指时能取少量粪便观察有无混杂物，如有黏液或脓血样物即可做涂片检查，看有无癌细胞，以便及时确诊。该方法是一种经济可靠、简单易行且不可或缺的诊断方法。③内镜检查。如果用指诊不能发现可疑病变，可用内窥镜检查。检查距肛门较远的直肠远段和中段癌肿，肛门指诊不能触到时，直肠镜和肛门镜是较好的检查方法。对于稍高位置的癌肿可用纤维结肠镜检查。纤维结肠镜是当前诊断大肠癌最好的检查方法。④X 线检查，可作为早期诊断大肠癌的主要检查手段。普通钡灌肠检查对较小的大肠癌容易漏诊。气钡双重造影能明显提高诊断率。因此，气钡双重造影对早期大肠癌的诊断价值较大。

大肠癌如何治疗？

（1）外科治疗

目前大肠癌的主要治疗方法仍为外科手术治疗，这也是唯一能够根治的方法。由于病情轻重不同，外科手术即便是达不到治愈目的，也能延长病人的生存期，改善其生活质量。因此，及早诊断、及早手术尤其重要。其治疗方法是根据肿瘤的位置、大小、转移情况、年龄状况以及合并症等情况来综合考虑。

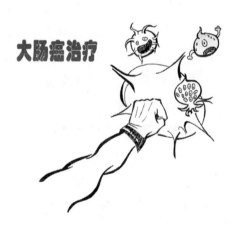

大肠癌治疗

可采用局部切除、肠段部分切除、全大肠切除、姑息切除、根治性切除等多种方法。由于术者的习惯不同，采取的方法也不同。

（2）化学治疗

大肠癌的化疗以氟尿嘧啶为首选药物。化疗药物还包括卡培他滨、奥沙利铂、伊立替康、贝伐单抗、西妥希单抗、帕尼单抗等多种药物，常用化疗方案有：FOLFOX、XELOX、FOLFIRI 等，在化疗基础上酌情联合靶向药物治疗（贝伐单抗、西妥希单抗、帕尼单抗）。

（3）放射治疗

此法目前对直肠和肛门癌效果较好，包括术前放疗、术中放疗、术后放疗、"三明治式"放疗等，各有其特点。对晚期直肠癌患者、局部肿瘤浸润者、有外科禁忌证者，应用姑息性放疗，以缓解症状，减轻痛苦。

（4）中药治疗

祖国医学对本病的治疗有丰富的临床经验，无论是中药汤剂、中成药，或是单方、验方、秘方，都取得了一定疗效。常用的中药及中成药有：① 10% 鸦胆子注射液，每次 2ml，隔日 1 次，肌内注射，或癌瘤局部注射。②喜树果注射液，每次 4ml，肌内注射，每日 1 次。③乌头注射液，每次 2ml，肌内注射，每日 2 次，30 日为 1 个疗程。④新癀片，每次 2 片，每日 2 次，间隔 10~12 小时，药后 30~120 分钟见效，止痛效果可维持 8~12 小时。用于直肠癌疼痛。⑤喜树碱片，每次 5mg，每日 2 次，口服。⑥白花蛇舌草 15g，蚤休、槐米各 10g，每日 1 剂，水煎服，加服复方阿胶浆 2 支，服药 20 天左右，症状可消失，大便通畅。坚持服药 1 年，肿块可缩小或消失。用于直肠未分化癌。⑦凤尾草 40g，藤梨根、水杨梅根各 30g，野葡萄根、半边莲各 25g，半枝莲、白茅根各 15g，水煎服，或研细末，每日早晚各 1 次，空腹口服，用于直肠癌。⑧白花蛇舌草、败酱草、半枝莲，水煎至 80ml，做保留灌肠，每日 2 次，每次 40ml。

哪种直肠癌可以保肛？

能否保住肛门是所有直肠癌患者最关心的问题，许多患者因为接受不了人工肛门而最终放弃手术，亦有一些患者因为勉强保留肛门而致术后短期复发，所以低位直肠癌保肛术一定要符合手术适应证。

随着医疗技术的发展，基本突破了距肛门 7cm 以上方能保肛的传统界限，一般认为只要癌肿及其下缘 1.5~1.2cm 肠段切除后齿状线上尚存 1.5~2cm 的直肠，原则上均可保肛。年龄、性别、肿瘤大小、大体类型、分化类型、淋巴转移等已不是保肛的基本限制条件，但要注意肿瘤与切缘的距离，高分化、早中期、局限型癌距切缘可低至 1cm，低分化浸润型癌应大于 2cm。直肠癌是否保肛应结合术中切缘冰冻病理切片做出评估，一旦术中发现存在不宜保留肛门的因素，应果断改变术式，切不可勉强保肛。

直肠癌的 5 年生存率如何？

有文献报告，直肠癌总的 5 年生存率约 65.2%，不同期 5 年生存率如下：0 期局限于黏膜层，无淋巴结转移，5 年生存率约 93.2%；Ⅰ期局限于固有肌层以内，无淋巴结转移，5 年生存率约 91.4%；Ⅱ期肿瘤浸润超过固有肌层，但无淋巴结转移，5 年生存率约 76.4%；Ⅲ期淋巴结有转移，5 年生存率约 58%；Ⅳ期远处转移（肝脏、肺等）或腹膜转移，5 年生存率约 14.6%。

直肠癌预后较好，如果能早期发现及时手术，大部分患者可以治愈。由于我国直肠癌患者大多数发现晚，目前总的手术切除率为 60% 左右，且中晚期较多。

哪些人为肠癌的高危人群？

（1）直肠息肉患者，特别是大肠腺瘤性息肉患者，资料显示有 80% 的直肠癌是经腺瘤性息肉转变来的。

（2）慢性直肠炎症患者，特别是慢性溃疡性结肠炎的患者，由于直肠长期受慢性炎症的刺激而导致恶变。此外，血吸虫病患者其直肠癌的发生率也较高。

（3）有恶性肿瘤病史的患者，特别是已经患过肠癌的人群，其再患肠癌的风险要比普通人高 10 倍左右。

（4）有家族肠癌遗传病史者，主要是指直系血亲中有患大肠癌者，特别是连续两代以上都有患病者，其罹患直肠癌的概率明显增加。

（5）大肠癌高发区 40 岁以上有早期相关症状的人群，应高度警惕直肠癌的可能。

大肠癌如何预防？

一级预防：病因预防，即减少、消除大肠癌的致病因素。①应积极防治大肠癌的癌前病变，如溃疡性结肠炎，结肠腺瘤性息肉，特别是家族性息肉，多发性结肠息肉病等，应及早治疗，或早期手术切除病灶，以减少癌变机会。②注意饮食结构，避免高脂肪、高蛋白饮食，多吃些富含纤维素和维生素的新鲜蔬菜。③防止便秘，经常保持大便通畅。

二级预防：早期发现，早期诊断，早期治疗。对中年以上高危人群进行定期粪便潜血检查、肛门指诊检查，必要时行纤维结肠镜或气钡双重造影检查，发现"危险信号"及时进行诊治，做到早发现、早治疗，以进一步提高大肠癌的生存率。

三级预防：综合治疗，包括外科手术、新辅助放射治疗以及辅助化疗。

肛门直肠狭窄
如何治疗?

什么是大
便失禁?

什么是肛门直
肠狭窄?

哪些原因可
以造成大便
失禁?

第十四章
其他

什么是肛门直肠狭窄？

　　肛门直肠狭窄是指肛门、肛管或直肠的肠腔直径变小、缩窄，大便通过困难，导致肛门疼痛，大便形状细，肛门不能顺利通过一个食指（见彩图 24）。

哪些原因可引起肛门直肠狭窄？

　　造成本病的主要原因有：①先天性畸形。胚胎时发育异常，出生后直肠与肛管之间的肛门直肠膜未消失或裂开不全，形成肛门闭锁或肛门狭窄。②炎症狭窄。如肛门周围脓肿、肛瘘、慢性溃疡、梅毒、淋病等局部炎症侵犯，使局部瘢痕挛缩或瘢痕增生，致使直肠、肛门腔变小、变硬，形成狭窄。③损伤或手术不当（是目前临床上最为常见的原因）。肛门直肠外伤、烫伤，或手术中切除肛管皮肤太多，创面过大或反复多次的手术，或使用腐蚀药物过量，都可使肛管直肠缺损，形成大面积瘢痕，留下肛门直肠狭窄的后遗症。④肿物压迫。因直肠肿瘤或邻近器官的肿物压迫，如平滑肌瘤、畸胎瘤、前列腺肿瘤、卵巢肿瘤、子宫肿瘤、骶前囊肿等均可致肛门、直肠狭窄。

肛门直肠狭窄如何治疗？

　　（1）一般治疗

　　食指能够顺利通过，仅有大便秘结，排便困难，粪便变细，而无严重疼痛的，可先服用润肠通便药物，如麻仁润肠丸、通便灵、乳果糖等；同时配合中药外洗以软坚散结，软化瘢痕。

　　（2）扩肛治疗

　　适用于轻度狭窄，是用手指、肛门镜、直径不同的肛门扩张器扩肛，使肛门逐渐扩大。

（3）手术治疗

若排便极为困难，并有肛门疼痛，检查时食指不能顺利通过肛管直肠，则应考虑手术治疗。肛门狭窄可用切断部分外括约肌，并用手指充分扩张肛门，然后再移植肛门周围皮肤，修补肛管的扩肛术。直肠狭窄可用挂线法治疗，通过胶线结扎来将黏膜缓慢断开，或用纵切横缝扩张术来扩大直肠内径。

（4）注射芍倍注射液

适用于各种原因造成的瘢痕性肛门狭窄。芍倍注射液具有消炎、解痉、止痛、促使创面愈合的功效，其治疗瘢痕性肛门狭窄的主要机理在于能够消除瘢痕炎症，解除平滑肌痉挛。该疗法具有痛苦小、恢复快、手术方法简单、疗效可靠等优点。

什么是肛管上皮缺损？缺损后有什么影响？

肛管上皮缺损不是一种单独疾病，是肛门直肠手术不当所造成的后遗症，又是形成肛门直肠狭窄的原因之一（见彩图25）。多见于痔环切术后或涂抹腐蚀药后。

肛管上皮缺损后有以下几方面的影响：①如环切切口过低，切除肛管皮肤过度，黏膜与皮肤缝合后，黏膜下移，直肠黏膜脱出外翻，长期摩擦引起炎症、出血和糜烂。直肠分泌黏液随脱出黏膜外溢，刺激肛门周围皮肤使其潮湿，日久出现肛周瘙痒不适。②涂抹腐蚀性强的药物可造成肛管皮肤的广泛烧灼，缺损的皮肤不能再生，而致肛门疼痛不适、潮湿瘙痒。③肛管皮肤缺损致肛门感觉异常，感觉性闭合不严，腹泻时则会出现感觉性大便失禁。

肛管上皮缺损怎么治疗？

（1）药物治疗

①外用药物，予安氏熏洗剂或中药祛毒汤坐浴，水温适中，每日2次，坐浴后予赛霉胺粉敷于皮肤缺损处。②内服药物，黏膜糜烂、溃疡可服用龙胆泻肝丸或二妙丸；出血可服用地榆槐角丸；感觉性大便失禁可服用补中益气丸。

（2）手术治疗

对于一般肛管皮肤缺损所致的肛门狭窄，我们可以采取肛门狭窄松解术（见彩图26）。但对于肛管皮肤缺损较重者，可采取皮瓣移植术；有黏膜外翻松弛者，可配合注射疗法，在松弛的直肠黏膜下点状注射芍倍注射液，使外翻松弛黏膜回缩，减轻外界不良刺激，从而解决黏膜糜烂、溃疡、出血等情况，明显改善临床症状。目前痔环切术逐渐被注射术或注射加外剥内扎术所取代；涂抹腐蚀药亦因其破坏性强，易引起肛管皮肤缺损、肛门感染等后遗症逐步被临床医生淘汰。

什么是大便失禁？

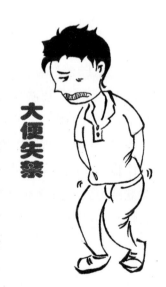

大便失禁是指患者不能随意控制排便和排气，大便经常不自觉排出，给患者及家属生活上造成很大痛苦和负担。由于反复排便，肛门部常有粪便、黏液、分泌物污染，肛门周围潮湿，日久肛门皮肤瘙痒、糜烂或出现湿疹。

根据失禁程度，本病可分为：①完全失禁，患者完全不能随意控制排便，咳嗽、走路、下蹲或睡觉时都可有粪便和肠液流出，污染衣裤和被褥。②不完全失禁，患者能够控制干便，但对稀便不能控制，出现腹泻时常有稀便流出。③感觉性失禁，基本上能够控制大便，但对稀便控制得不完善，当稀便到肛门口时，患者才有感觉，肛门括约肌才开始收缩，这时已有少许稀便和黏液流出，污染内裤。一些人常常感觉肛门部潮湿、黏腻不适，内裤上不清洁，经常沾染少许黏液，这种情况可能与肛窦炎、混合痔、肛周湿疹等疾病有关，不属于大便失禁范畴。

哪些原因可以造成大便失禁？

引起大便失禁的原因有很多，根据发病时间可分为先天性及后天性两方面因素。

（1）先天因素

先天性无括约肌、肛管直肠环发育不完全及脊柱裂、脊髓脊膜膨出等。

（2）后天因素

1）手术损伤因素：肛门直肠手术作为普通外科的一部分，虽然手术范围相对较小、风险相对较低，但若手术操作不当仍会引起不可逆损伤，给患者生理及心理上造成极大痛苦。如高位肛周脓肿、高位肛瘘等因局部解剖不清楚，手术粗暴切断肛管直肠环，或切除周围组织与皮肤过度，愈合后形成较深的瘢痕沟，致肛门闭合不严，都可使肛门失去括约功能；痔疮手术若注射刺激性强的药物，如坏死剂、硬化剂，注射浓度过大、药液过于集中、部位过深，或采取痔疮涂药治疗，涂抹腐蚀性强的药物，可造成肛门直肠广泛感染或大面积深度烧灼，引起黏膜硬化、坏死或肛管直肠环瘢痕化而导致不同程度大便失禁；肛裂采取麻醉下扩肛疗法，若过度强烈扩肛引起肛管直肠环突然断裂，或分娩时三度会阴撕裂，可引起括约肌失去灵敏括约能力，产生大便失禁；另外，长期过度脱肛或内痔脱出，使括约肌疲劳，张力性降低，肛门松弛也可导致大便失禁。

2）神经损伤因素：胸椎、腰椎断压截瘫或手术及其他病变引起骶神经或阴部神经损伤，使肌肉失去神经支配，可导致括约肌不能正常收缩；中风、突然惊吓亦可引起暂时性大便失禁。

中医认为大便失禁是由于气血衰退、中气不足、气虚下陷、肛门不能收摄，或外伤、失治所致。

大便失禁有什么方法治疗？

（1）非手术疗法

对于肛门括约肌完整，既往大便控制良好，但因年事已高，或其他因素引起肛门肌肉过度萎缩导致收缩无力，或由于截瘫等原因引起相关神经损伤，而导致肛门肌肉失去支配能力而造成的大便失禁，可以采取非手术疗法。①药物治疗：根据中医辨证论治原则，中气亏虚可选取补中益气汤加减，以健脾益气固摄；筋络失健可选取葛根麻黄汤加减，以通络健肌。②针灸治疗：体针可选取白环俞、承山、百会、复溜等穴位，配合耳针选取肛门、直肠下段、坐骨神经。③按摩疗法：按摩两侧臀大肌，指压提肛穴及长强穴。④提肛锻炼：有节奏的收腹吸气，用力收缩肛门，然后放松，如此重复30回，早晚各1次。

（2）手术疗法

大便失禁的手术方法包括肛门括约肌修补术、肛门紧缩术、肛门环缩术、骶尾韧带移植术、会阴修补术、臀大肌移植括约肌成形术。根据不同的病情选择相应手术方式。通过手术治疗可以修补断裂括约肌、增强肛门收缩张力，改善临床症状。同时，肛门手术中应杜绝医源性事故，这是临床医生应高度重视的问题。

老年性肛门失禁是怎样的，如何防治？

老年人或多病体弱者，器官功能减弱，中气不足，气虚下陷，肛门括约肌张力下降，营养不良，不能有效地控制肠腔内的气体、液体，导致粪便，尤其是稀便外溢，称为老年性肛门失禁。

对本病的治疗应改善营养状况，加强体育锻炼。具体有如下方法：①提肛运动。每日 2~3 次，每次 20 回，可增强肛门括约肌的张力。②坐浴。便后用中药或温水坐浴有清洁和理疗作用。③手术治疗。对患有痔疮、肛瘘反复发作者，若身体条件许可，可手术治疗，方法从略。

排便过程是如何完成的？

食物进入人体后首先在胃内消化成食糜，食糜进入小肠后其中的营养成分被吸收，剩下的食物残渣进入结肠即成粪便，结肠只吸收粪便中的水分。通常情况下粪便是存储在结肠下端与直肠交界部位的乙状结肠，直肠在排便前是空的。当乙状结肠内的粪便积蓄到一定量或因为进食后的胃结肠反射及晨起体位变化后，即进入直肠。粪便进入直肠后对直肠壁形成压力，刺激直肠下部的排便感受器，然后通过神经脊髓传导至大脑，在该处产生排便感。在大脑的排便感连续发生时，不随意的肛门内括约肌处于反射性收缩状态，同时起自大脑的抑制作用，随意控制的肛门外括约肌也收缩，此时可控制粪便不致马上排出。如果此时允许排便，大脑中枢即解除这种抑制，向肛门下达排便指令，肛门内外括约肌同时放松，肛门松开，粪便在直肠收缩所形成的压力的作用下排出肛门外，一次排便过程完成。

什么是先天性肛门闭锁？

顾名思义，就是婴儿出生后即肛门、肛管、直肠下端闭锁，从外观看不见肛门在何位置（见彩图 27）。

为什么有的孩子生下来没有肛门？

这要从胚胎发育说起，胚胎早期，胎儿的肛门和直肠没有分开，直肠和膀胱又连通在一起，共同形成了一个腔，叫泄殖腔。胚胎发育到第七周，中胚层向下生长，将直肠与尿生殖窦分开，直肠向会阴部发展，尿生殖窦则形成膀胱、尿道或阴道。到第九周时，直肠向下延伸，穿通骨盆膜和肛门膜与原始肛门相连通，形成直肠肛门。在这个时期因某些原因，骨盆隔膜或肛门隔膜不能被直肠穿通，就形成了生下来没有肛门的孩子。

先天性肛门闭锁有哪些表现？

本病主要表现为婴儿出生后无胎粪排出，哭闹不安，腹胀、呕吐，不见肛门。一些患儿同时合并有直肠尿道瘘和直肠阴道瘘，除以上症状外还出现胎粪由尿道或阴道排出，尿液混浊。

对本病的诊断，主要根据患儿哭时随着腹压的升高或降低，会阴部也随着凸起或凹陷。用一手轻压迫患儿下腹部，一手触摸会阴部，则有波动感。若将患儿臀部抬高，肛门部叩诊呈鼓音。X线可帮助进一步确诊。

先天性肛门闭锁如何治疗？

本病的治疗主要是手术，如只有肛膜遮盖者，可行前后纵切或十字切开，将薄膜剪去，再用食指伸入扩张；如有纤维带者，可将其纤维带切除；如肛膜较厚者，可切开皮肤和直肠，将直肠黏膜下牵，与皮肤缝合。术后扩肛，每周2~3次，直至肛门无狭窄为止。

为什么肛门闭锁的孩子术后常伴有大便失禁？

肛门闭锁是先天直肠肛门发育不良造成的，患儿出生后通过手术人造肛门，其局部的肛门括约肌不会像正常人那样健全，或是括约肌薄弱无力，或是括约肌缺失。所以，术后大多数孩子在有肛门狭窄的同时，又伴大便失禁，尤其是稀便控制不住，经常有粪便污染内裤。另外，由于手术时将直肠黏膜直接和肛门皮肤缝合，而没有一段肛管，所以还常伴有肠黏膜外翻。外翻的肠黏膜受到摩擦和粪便污染后会出现炎症反应，可有黏液血便，肛周皮肤出现湿疹等现象。因此，这类孩子在生活护理上一定要勤洗勤换，积极治疗其并发症。

大肠憩室和憩室炎是一种什么病？

我们知道大肠是一层一层、类似于圆桶形的一条通道，主要功能为吸收水分并使肠道糟粕形成粪便排出体外。所谓大肠憩室，就是大肠壁的某一部分呈疝样突出，就像自行车内胎里起了一个包一样。憩室可发生在大肠的任何部位，但以乙状结肠部位发病最常见，大约占95%，其余的可见于降结肠、直肠、横结肠、升结肠、盲肠等（见彩图28）。在欧美国家消化道憩室中，大肠憩室发病率最高，而且常并发憩室炎。据统计，在结肠憩室的患者中约有12%~27%并发憩室炎。

在憩室病中还有真性憩室和假性憩室之分。所谓真性憩室，就是先天性憩室，是人一生下来就有的，平时很少见，一般为单发，腔室较大，多长在升结肠和盲肠，以年轻人为多，很容易引起急性腹痛（常为急性腹膜炎）等症状，临床上常误诊为阑尾炎。而假性憩室，是后天得的，是在大肠壁肌层比较薄弱的地方向外突出，呈疝囊样形成一个腔室的外突，多发生于老年人，部位多在乙状结肠，二者临床上很难鉴别，只有在手术时才能确诊。真性憩室有黏膜肌层和浆膜的全层，而假性憩室只有很薄的黏膜、黏膜下层和浆膜层，没有肌层。但二者有共同的特点，就是该憩室一般不大，多数像小指头那么大，偶尔也有像拇指大的，形态很像烧瓶形状。由于食物残渣、粪便异物等进入憩室内很难排出，加上细菌感染，很容易引起憩室炎。

憩室的炎症，可以引起肠穿孔或脓肿，波及邻近脏器和组织，出现肚子里有肿块、发胀、肚子剧痛、大便下血等"憩室性"疾病。

大肠憩室和憩室炎有哪些症状？

大肠憩室不论是一个或多个，一般都没有什么明显的感觉，但有时也会出现大便干结或拉肚子，或便干和拉肚子交替出现，左下腹或左中下腹一会儿疼痛，一会儿疼痛消失或明显减轻，触按腹部，常可摸到条索状的大肠，并伴有明显压痛。

由于食物残渣和细菌进入憩室，不易排出，所以很容易引起憩室炎，并发的憩室炎在临床上一般有急性和慢性两种表现。

急性憩室炎的早期表现多为发热、腹痛、腹胀、恶心、呕吐、便血及排尿障碍等。乙状结肠憩室炎的病人感觉左下腹肚子痛，很像阑尾炎，所以又称为"左侧阑尾炎"。急性憩室炎常可并发穿孔，形成腹膜炎或形成腹腔脓肿或炎性包块，也可形成内瘘或外瘘，内瘘还可与膀胱、输尿管相通而引起排尿困难，或并发泌尿系感染。急性憩室炎也可并发出血，憩室的出血发生率约占 22%，出血较多见于老年病人，病人多以腹痛、便血或伴有贫血为主要症状到医院看病。另外，还可出现门静脉血栓性静脉炎，败血症和继发性肝脓肿，表现为高热不退，右胁疼痛等。

慢性憩室炎表现为肚子疼痛较轻或隐痛，反复发作，并见顽固性便秘。用药效果较差，并且由于反复感染，还可导致不完全性肠梗阻或肠腔变窄，常有阵发性痉挛性腹痛，病变区还可触摸到增粗变厚的肠管。

怎样才能发现大肠憩室？

大肠憩室一般无任何特殊性，如果没有并发症，就很难发现本病。出现并发症，做 X 线检查或内窥镜检查可以确诊。

X 线检查可采用口服法，且这种方法优于灌肠法。一般口服钡剂 24~49 小时，就可以清楚地显示出憩室的 X 线影像。憩室的 X 线影像呈圆形或椭圆形，界限分明，数日以后再观察，位置不变，按压可变形或移动，可以消失或不消失。口服法右侧结肠易显影，左侧结肠憩室钡剂水分被吸收，造影剂成为块状，加上憩室炎引起水肿，钡剂不能进入，故不易显影。

乙状结肠处的大肠憩室较多，所以采用灌肠法检查，但应在急性炎症发作数周后才能进行，以防穿孔，气钡双重造影时注意用量不宜过多。造影后典型的影像为突出于肠腔外的圆形或烧瓶形阴影，直径约 1~2cm，与肠腔间有窄颈相连，其底部常见粪块引起充盈缺损，而使影像成杯状。有时钡剂可在小囊袋内停留数天，钡剂排空时，憩室仍清晰可见。

纤维结肠镜检查，可见有大肠黏膜水肿，黏液分泌物增多，痉挛，管腔狭窄，肠壁固定等，且能看到憩室的开口，而且还能鉴别其他的大肠疾患，如大肠癌、溃疡性结肠炎、克罗恩病、细菌性痢疾等。

大肠憩室和憩室炎应如何治疗？

（1）饮食调摄，预防便秘

对于大肠憩室的病人，如果没有临床症状，就无须治疗，但是应避免暴饮暴食，少食或不食刺激性食物，如酒、咖啡、辣椒等。为防止便秘，饮食中应多增加蔬菜，保持大便通畅。大便每日 1~2 次，成形软便最好。如果大便干结，可在每天晚上临睡前口服 30~50ml 的蜂蜜水或在清晨口服 1~2 杯凉开水，也可用一些药物治疗，但要避免用峻猛力强的导泻药，以免引起穿孔，如用果导、大黄、芒硝、番泻叶之类的药物要慎重。

（2）西药治疗

对于急性憩室炎伴有严重腹痛、发热、白细胞增高的病人，以住院治疗为好，要卧床休息，禁食，补充适量的液体及营养。平时还可适当服用普鲁苯辛，每次15mg，饭前1小时服，日服2次，睡前服阿托品0.3mg，用于解痉止痛。

严重腹痛使用一般解痉镇痛药无效，可采用胰高血糖素4~5mg加入5%葡萄糖1000~1500ml静脉滴注，18小时连续静脉滴注2次。必要时可再次使用，此法可使肠平滑肌松弛，症状缓解，肠管功能恢复，疼痛消失，但对血糖控制不佳的糖尿病病人不能使用。另外，可以加用广谱抗生素，如青霉素、盐酸小檗碱、庆大霉素、磺胺脒、妥布霉素、氨苄青霉素等，经以上治疗多数患者有较好的疗效，发热、压痛和部分肠梗阻症状可消失。

（3）中药治疗

有人使用清热润肠通便，活血消肿散结的中药治疗也取得了明显疗效，比如选用黄连6g、栀子9g、黄芩6g、木香6g、桔梗3g等。

（4）手术治疗

如果应用上述药物治疗效果不理想，或反复发作，憩室炎转为慢性炎症，有时可合并有脓肿形成，或有瘘管形成，或有肠梗阻憩室穿孔，大出血或反复慢性出血，以及憩室合并癌变共存，或与癌肿难以鉴别者，必须到医院手术治疗，才能治愈。

肠结核是一种什么病？

肠结核可继发于肺结核，也可以是原发性的（见彩图29）。目前，我国对初生婴儿广泛采用卡介苗预防接种，并对结核病积极开展防治，使结核病逐渐减少，因此继发性肠结核较之原发性肠结核少。

肠结核在病理上一般分为溃疡性、肥大性、溃疡肥大性三种。原发性肠结核多为肥大性，病变多在回盲部。

怀疑患有肠结核的病人，可通过结核菌试验、大便抗酸杆菌试验、血沉测定及胃肠钡餐造影等检验方法进一步确诊。

肠结核的主要症状是什么？

得了肠结核，一般表现为腹痛，多位于右下腹和脐周部，呈阵发性绞痛，并伴有明显肠鸣，也可为右下腹持续隐痛。腹痛一般无规律性，部分病人可因进食诱发。肠结核病人可出现便秘或腹泻，或便秘与腹泻交替，泻前出现腹痛。腹泻时，大便呈糊状或水泻，一般很少有黏液便和便血症状。患肠结核时间较长的病人可出现明显消瘦。原发性肠结核多为肥大类型，一般结核毒性反应较小，较少出现发热、盗汗、乏力等症状，但常伴有消化道症状，如恶心、呕吐、食欲减退、腹胀等。肠结核后期出现肠腔狭窄时，可出现部分或完全性肠梗阻及急腹症，少数病人还可出现肠粘连。肠结核病人在临床检查常可出现肠鸣音亢进、右下腹压痛，部分病人可在右下腹触及肿块。

肠结核为什么多发生在回盲部？

这是因为结核杆菌主要侵犯淋巴组织，而回盲部的淋巴组织又特别丰富，肠内容物在回盲部停留时间较长，增加了结核杆菌侵入肠黏膜的机会。

肠结核如何与回肠炎鉴别？

肠结核与回肠炎的区别在于，肠结核的病变多影响回盲部，而局限性回肠炎不影响回盲部。局限性回肠炎在小肠的病变呈跳跃式，即病变部分与正常部分相间，而肠结核则不存在此种情况。此外，经抗结核治疗后如果是肠结核病，则有疗效，而局限性回肠炎无效。

怎样治疗和预防肠结核？

肠结核患者在治疗中，首先要注意休息和补充营养，并在医生的指导下，进行抗结核药物治疗。用药时间至少需 1~1.5 年。其次，肠结核出现肥大型肿瘤样病变后，常出现部分或完全性肠梗阻，还有的病人会出现肠穿孔，这样的情况必须紧急手术治疗。此外，积极锻炼身体、增强体质，对于预防肠结核病具有重要意义。

结肠过敏症是怎么回事？

结肠过敏症是临床上常见的一种肠道功能性疾病，以肠道壁无器质性病变、肠功能紊乱为特点，由肠道敏感痉挛而表现出一系列的症状。本病又被称为结肠功能紊乱、黏液性结肠炎、过敏性结肠炎、痉挛性结肠炎、过敏性结肠综合征、激惹性肠综合征、肠应激综合征、肠道易激综合征等。

结肠过敏症可发生于任何年龄，一般以 20~50 岁的青壮年居多，女性多于男性（女性约占 3/4），其发病率在国内外尚无可靠的统计。据有关资料统计，在一般门诊中，约占消化道疾病的 30%~50%。

结肠过敏

引起结肠过敏症的原因是什么？

结肠过敏症的发生和病情加重主要和精神、饮食、感染等因素有关。

首先，当精神受到刺激和情绪波动（如过度劳累，情绪紧张，家庭纠纷，生活和工作上的困难长期得不到解决，引起焦虑、愤怒、抑郁、恐惧、悲伤等）时，都会出现肝郁气滞，肝胃不和，脏腑通调失常，使自主神经紊乱，引起大肠运动功能和分泌功能失调，引起腹痛、腹泻、便次增多或大便呈球状或羊粪状。有人报道，由精神因素引起本病者占45%，国外有人报告高达80%。我们在临床上曾遇到两例结肠过敏患者，一例患者是每遇精神刺激，就会出现肠鸣，即刻如厕。另一例患者因喝鸡蛋汤引起大肠功能紊乱，排便次数增多，每日达5~6次之多。

其次，因为饮食不节或饮食习惯改变而诱发本病，如喜食生冷或喜吃粗糙食物，好喝酒或吃辣椒的人容易出现肠道过敏，引起泄泻。有些人对虾、蟹、鸡蛋等致敏性食物敏感，稍微吃一些就立即出现过敏而泄泻。

再次，肠道感染以后，肠道功能，特别是大肠功能容易紊乱，尤其在患痢疾以后，这种病发病率最高。

另外，长期服用泻剂，吸烟过多，或对某些药物过敏，也易引起本病。

结肠过敏症的主要表现是什么？

由于各人身体条件不同，对外界的刺激耐受程度和反应方式不同，所以结肠过敏症的临床表现和类型也不相同。根据大肠不同的部位和功能失调的情况可出现以下几种情况。

（1）出现便秘及左下腹隐痛，或痛一会休息一会，反复发作。在左下腹部可摸到痉挛的肠段。有时粪便干硬，排出的粪便呈球状或便如羊粪。

（2）出现粪便呈稀糊状，含大量黏液，有的时候在排便后，连续多次只排出少量黏液而没有粪便，但做大肠检查则大致正常，肚子痛不明显，有时便意很急，有来不及的感觉，多数在早晚饭前后发生，一般夜间很少发生。

（3）还有些肠道过敏症不仅在大肠发病，小肠也有过敏的现象。小肠过敏时，肚子痛常在脐周，痛一阵歇一阵。这种病人发病较急，拉出的粪和水一样，多数因为情绪波动而出现上述症状。

（4）还有些病人便秘和拉肚子呈不规则地交替出现。

（5）有些病人还有明显的神经官能症，情绪波动变化越大，病情也就越重，如旅行性腹泻（在异地旅行期间即发生腹泻），以及紧张性腹泻（精神稍一紧张立即腹泻）。

结肠过敏症怎样治疗？

（1）解决思想矛盾

这是治疗的关键环节。当病情确诊以后，要向病人进行耐心和细致的解释，说明本病的性质，发病机理，病程和预防，消除各种顾虑，提高治愈信心。

（2）生活要有规律

除因严重腹痛和泄泻给予短期休息外，患者一般可参加普通工作，并加强体育锻炼，增强体质，特别是要经常参加一些有益的文娱活动，以促进神经和内脏功能的调整和修复。饮食上以少量、清淡、易消化食物为主，避免刺激性食物及味道浓烈的调味品，如辣椒、酒、芥末油等，不食生冷油腻食品。有便秘者，鼓励进食多纤维素的蔬菜、养成定时排便的规律，必要时加服一些药物对症治疗。尽量少吸或不吸烟。

（3）中药治疗

①如果遇到精神紧张、恼怒或抑郁即发生腹痛、拉肚子并伴有胸闷胁胀、嗳气、少食者，可用痛泻要方合四逆散加减治疗，方药用党参、白术、云苓、白芍、防风、青皮、柴胡、枳实、甘草等，水煎服，早晚各1次。本方对肠道过敏症疗效较好，一般2~4剂即可控制症状。②五更泻多伴有肚子发凉，

腰膝酸软，四肢不温，舌淡苔白，属于脾肾阳虚证，治疗上要温补脾肾，用附子理中丸合四神丸加减治疗，方用党参、破故纸、山药、诃子、赤石脂、甘草、肉桂等，水煎服，每日2次。

（4）西药治疗

西药可选用地西泮或氯氮、苯巴比妥、谷维素。根据情况任选1种，口服1片，每日3次。肚子痛时，早上空腹口服654-2片、阿托品、普鲁苯辛或颠茄片等，任选1种，每次服1片，每日3次，可以缓解肚子痛和肠痉挛。如果腹泻和粪便黏液较多，可用一些抗胆碱能的药物，并与碱式碳酸铋或胶状氢氧化铝合用，对于严重的水泻，特别是神经性腹泻，可服复方苯乙哌啶1~2片，每日1次，效果尚可，副反应极少。有肝病者或婴儿应慎用，或尽量不用。由于该药化学结构和哌替定类似，使肠肌收缩受到抑制，蠕动变慢，所以能止泻，但不能久用。

（5）针灸治疗

穴位选用大肠俞、天枢、阳陵泉、上脘、神阙、关元、足三里等。也可用中药火罐，与肚脐窝处（相当于神阙穴），隔1天或4天1次，适用于寒性腹泻。

腹泻的常见原因有哪些，如何诊治？

腹泻的常见原因有以下几种。①肠道多种疾病如细菌、阿米巴痢疾、肠结核、溃疡性结肠炎、肠伤寒、肿瘤、肠易激综合征及肝胆、胰腺疾病等均可引起腹泻。②甲状腺功能亢进、糖尿病与高代谢性疾患也可出现腹泻。③老人发生不明原因的腹泻、腹痛、便血，这是由于动脉粥

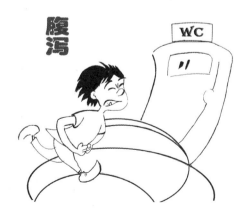

样硬化导致肠壁缺血的结果，称之为缺血性结肠炎。④小儿秋季也易发生腹泻。⑤一些出差或旅游外地会发生腹泻，俗称"水土不服"及"旅游腹泻"，主要因为肠道内菌群发生变化。正常情况下，肠道细菌按一定比例存在于肠道并构成固有菌群，就像一条天然防线，防范外来致病菌。当肠道内固有菌群数量明显减少，致病菌增加，原有平衡被打破，就会出现菌群失调。长期大量使用广谱抗生素、皮质激素或免疫抑制剂后，虽没有外来致病菌侵入，但也会造成菌群失调，出现腹泻。

对腹泻的治疗，原则上给予充足的热量和蛋白质，少渣、低脂肪平衡膳食。平日锻炼身体，注意饮食卫生，忌生冷、刺激性食物及烟酒，生活应有规律，对于感染性腹泻积极抗感染，肿瘤患者及时手术，功能性腹泻在精神上调节。另外采用保护修复消化道黏膜并清除病原的治疗方法，对腹泻的治疗会收到事半功倍的效果，如蒙脱石散即具有这种功效。

什么是癌性腹泻？

由癌症引起的腹泻我们叫癌性腹泻，该类腹泻应引起重视。

一般来讲，消化系统的恶性肿瘤，尤其是结肠癌、直肠癌或胃癌，较易并发腹泻，但临床易于发现，而对以下情况则易被忽略。

（1）甲状腺髓样瘤

本病约占全部甲状腺瘤的 7%，肿瘤除分泌降钙素外，还可产生其他具有生物活性的物质，30% 患者发生腹泻。肿瘤切除后 80%~90% 腹泻可消失。肿瘤复发则腹泻又起，若转移也出现腹泻。癌组织分泌前列腺素，影响血管收缩的肠肽或 5- 羟色胺所致的肠蠕动亢进而造成腹泻。

（2）生长抑素瘤

本病是胰岛细胞分泌大量生长抑素引起的糖尿病、胆道结石，以及消化不良为主的综合征。80% 为恶性，好发于 45~75 岁女性。引起腹泻的原因可能与肿瘤分泌多种激素或激素类物质有关。

（3）肝癌

一些资料表明，50% 的原发肝癌在确诊前 3 个月有不同程度腹泻。由于肝癌常伴肝硬化，造成门静脉高压，导致肠壁充血、瘀血、水肿，消化吸收与分泌功能紊乱而产生腹泻，加之肝癌患者胆盐缺乏，可致脂肪吸收障碍，易引起消化不良性腹泻。

（4）肺癌

生理病理研究证实，某些肺癌细胞可产生各种调节肽，如促肾上腺皮质激素、甲状旁腺激素、降钙素、5- 羟色胺等，这些激素直接进入血液循环，使人出现类癌综合征，突出症状就是腹泻。

腹泻应该如何用药？

由于腹泻是多种疾病的症状，因此在治疗时应该针对病因合理用药，不要见腹泻就给止泻药，更不能将抗生素作为止泻常规用药。滥用抗生素或止泻药，不仅不能治愈某些腹泻，还会导致一些副作用。

对急性感染性腹泻应首先抗菌消炎以控制感染，在控制感染后仍腹泻不止，方能用止泻药作为辅助治疗，若过早使用则有"闭门留寇"之患，不利于病菌或毒素排出，并容易使毒素被肠道吸收，从而加重中毒症状。婴幼儿消化器官发育不健全，消化能力差，中医称"小儿脾常不足"，一旦发生感冒、饮食不当或腹部受凉，均易引起久泻不止。此时适当用点止泻药或助消化药，对防止体液过多的损失是有益的，但不宜过多使用。有关临床资料报道，儿童服用复方苯乙哌啶，即使是中等剂量，也会发生中毒反应。鞣酸蛋白质虽有止泻作用，但服后容易出现胃肠功能紊乱。所以对婴幼儿的这类腹泻，还是采用中药健脾止泻为好。

慢性腹泻如何自我调护？

根据腹泻的不同原因采取不同的自我调护方法。

（1）胃源性腹泻

其特征是晨起活动或进食后腹泻，无腹痛等症状。应进食易消化、煮透软的食物，对胃酸缺乏者，在食物中适当加醋。

（2）肠道感染性腹泻

应以预防为主，平时养成良好卫生习惯。生熟食物分别处理放置，生吃的凉拌蔬菜不能在切生肉、生菜的菜板上切，刀也应该分开。瓜果洗净或削皮吃。腹泻病者应进食清淡、易消化、少渣食品，严重腹泻伴脱水应及时补液，并抗感染。

（3）过敏性腹泻

青少年多见，常发生于进食 2 小时左右，脱敏疗法一般有效。

（4）功能性腹泻

多由精神因素引起，此类患者应学会自我调节情绪，避免精神刺激。饮食以少渣易消化食物为主，避免刺激性食物及浓烈调味品。

（5）肠道肿瘤腹泻

特别是恶性肿瘤，是慢性腹泻中预后最差的，患者应定期复查，特别是与平日症状相比有改变的，应避免进食含有大量亚硝酸盐的腌制食品。

（6）消化吸收不良性腹泻

腹痛不明显，但消瘦乏力。饮食易选简单易消化食物，少食多餐，以高蛋白、高热量、低脂肪为主，限制水果蔬菜摄入量。

什么是肛门尖锐湿疣？

尖锐湿疣是生长于肛门周围的疣状赘生物，会阴、龟头、阴茎及女性的外阴、阴道等部位也有生长（见彩图 30）。初起为微小浅灰色乳头状或菜花状，逐渐增多，可融合成片或如瓦重叠。外观呈乳头状或菜花状，柔软湿润，表面易糜烂，病变部位有轻度瘙痒，分泌物有臭味。该病是由人乳头状病毒引起，通过接触带病毒的物品和直接性接触感染所致。临床根据有不洁性交史、局部表现或醋酸白试验阳性即可诊断。此外，临床上该病应与肛门扁平湿疣鉴别。后者是由苍白螺旋体引起，疣基底较宽、无蒂，疣面呈小颗粒状，疣底为灰黄色，醋酸白试验阴性，且不属于性病。

为什么说肛门尖锐湿疣是性病？

本病是通过病毒传染，接触该病患者的病变部位及局部分泌物污染的物品即可感染患病，感染后并不会马上发病，而有一个潜伏期，时间一至数月不等。由于本病主要是通过性接触传播，且发病部位主要在肛周和男女外生殖器，故目前被国家列为二类性病。

肛门尖锐湿疣如何治疗？

本病目前的治疗方法主要有药物外涂、激光、冷冻和手术等方法，这些方法多是针对看得见的疣体的，并不针对看不见的潜伏病毒，故经常是反复治疗，却无法根治。①外涂药常用的有碳酸、三氯醋酸、间苯二酚、鸦胆子油、鬼臼毒素。使用时直接将药物涂于疣体，但这类药腐蚀性强，易造成正常皮肤损伤，一些患者还发生过敏现象。也有用博来霉素15mg肌内注射，3日1次，或用该药125mg患部注射，每周2次，或用10%次水杨酸铋油2mg，肌内注射，1周1次。②激光疗法是在局部麻醉下用激光直接将尖锐湿疣烧掉或切除。③冷冻和电灼也是直接将疣体去除，适用于小而分散者。④手术疗法是在局部麻醉下直接将疣体切除。

我们针对以上这些方法副作用大，易复发的缺点，通过多年的临床实践，总结出一套中西医结合的方法，即采用手术加中药外洗，手术切除疣体，中药抗病毒，萎缩疣体，可一次治愈。中药用"安氏湿疣洗剂"，主要成分有大青叶、土茯苓等，手术后每日煎汤熏洗 2 次，每次 15 分钟。该药不仅可配合手术使用，对疣体较小者单独使用也可治愈。

怎样预防肛门尖锐湿疣？

预防本病的根本方法是切断传播来源，严谨与该病的患者进行性接触或接触其内裤等衣物。即使性交时有避孕套等保护，也不能避免感染。有过不洁性交史者应将内裤煎煮，并在太阳下暴晒，并保持肛门及外阴清洁。患有白带、淋病、包皮过长等疾病时应及时治疗，根除诱因。患病期间还应避免性生活，以免传染给对方。

家有性病患者应如何消毒？

（1）日晒

性病病原体娇嫩，既怕热又怕冷及怕干燥，因此性病患者用过的东西可以在阳光下暴晒 3 小时左右，或冬季将污染物在户外过夜冷冻即可达到消毒目的。

（2）煮沸

性病患者的衣裤、毛巾、浴巾及碗、盆等可采用煮沸，一般 20 分钟即可。

（3）浸泡

用氯含量为 0.1%~0.5% 的漂白粉液或 6% 的过氧化氢等消毒液浸泡 30 分钟可达消毒目的。

（4）擦拭

对门窗、桌椅、马桶冲洗后常用消毒液擦拭，随用随配。

（5）通风

经常通风开窗换气，保持室内空气新鲜、干燥，也有一定消毒作用。

什么是蛲虫病？

蛲虫病是一种人体常见的肠道寄生虫病，是由于蛲虫寄生在人体大肠末端、盲肠、结肠等部位所引起的疾病。蛲虫细小，呈乳白色，雄虫体长 2~5mm，雌虫体长 8~13mm，样子很像白线头，因此也叫线头虫。它靠头部钻入肠黏膜吸取营养。蛲虫雌雄交配后，雄虫不久死亡，雌虫脱离肠壁沿结肠向下移行。由于人体肠道内缺氧，温度高，蛲虫产卵必须要爬行到体表皮肤上。因此其多在夜间（23 点左右），趁患者熟睡时爬到肛门周围或会阴部产卵。蛲虫的寿命不长，一般只能活 25 天左右，但是繁殖力很强，一条雌蛲虫一夜能产一万多个卵，虫子多时，白天也会爬出来排卵。此时，患者会觉得肛门或会阴部奇痒难忍，用手搔抓，虫卵通过污染手指，进而经口或鼻进入人体引起再次感染。虫卵进入人体后，在胃及十二指肠孵化，在小肠、大肠里发育成成虫，寄生在肠道里。

为什么儿童容易得蛲虫病？

儿童由于没有养成良好的卫生习惯，经常吮手指、咬手指甲，吃东西前不洗净双手，因此感染蛲虫病的机会较多。蛲虫多在夜间趁小儿睡着时爬到肛门口或会阴部产卵，患儿会感觉肛门或会阴部瘙痒难忍，不自觉地用手指搔抓臀部，就有虫卵沾在手指或指甲缝里，通过吮手指、咬指甲等不良习惯就很容易反复感染；穿开裆裤的患儿到处爬、玩儿，虫卵会随着患儿沾到床单、衣被、玩具、桌椅上，势必又会沾染儿童和大人的手，这样一来，虫卵就会不断地被孩子吃到肚子里，形成"老虫未死，新虫又生"的恶性循环。在幼儿园小朋友们一块玩耍，健康儿童通过玩土、吮手指也有机会沾染患儿排出的虫卵，从而引起蛲虫病的传播。

蛲虫能引起哪些病症？

蛲虫病，以夜间肛门及会阴部奇痒为主要症状。患儿还常常有睡眠不安、咬牙、不爱吃饭、消瘦、易哭闹等表现。蛲虫反复刺激胃肠道时，还会出现恶心、呕吐、腹痛、腹泻，甚至脱肛。蛲虫爬到尿道或阴道里还会引起尿道炎、阴道炎、输卵管炎或腹膜炎，出现尿频、尿痛或阴道分泌物增多、白带增多等症状。

加强预防能使蛲虫病自愈吗？

做好预防工作，防止相互感染，制止反复再感染，蛲虫病是可以自愈的。因为蛲虫寿命较短，一般1周~2月，蛲虫卵在阴凉、潮湿的环境中，可生存3周或更长。自虫卵被吞食至发育成成虫约15~30天，雄虫交配后很快死亡。成虫及虫卵经开水煮沸，或用5%苯酚、10%煤酚皂浸泡数分钟后就能杀死。衣物上的虫卵经阳光暴晒，即可消灭。

因此首先要教育儿童养成良好的卫生习惯，吃东西前要洗净双手，不要吮手指，不咬手指甲，注意经常修剪指甲。其次，要采取措施避免重复感染。晚上睡觉前，可用食醋加两杯热水熏洗屁股，睡觉前给儿童穿上满裆裤，裤脚缝上松紧带，避免儿童用手直接抓挠肛门，致虫卵散落，污染衣被。次晨起床后用温热肥皂水清洗肛周，并注意女孩阴道口有无蛲虫。每天要更换内裤，煮沸消毒洗净再穿，被单可用开水烫洗，被褥要经常在太阳下暴晒以杀死蛲虫卵。同时，对幼儿园、小学的儿童要定期普查，以防止集体的感染与传播。

蛲虫病如何治疗？

（1）西药治疗

①扑蛲灵。近期疗效达 90%~100%，不良反应小，使用方便。小儿剂量每日 5~7.5mg/kg，成人不超过 250mg，一次服下。偶有恶心、呕吐、腹泻，服药后大便可呈红色。②驱蛔灵。毒性低，疗效达 90% 以上，儿童每日 50mg/kg，1 日 2 次，共服 10 天。成人每次 1 克，1 日 2 次，共用 10 天。③蛲虫软膏或白降汞软膏（2%~5%）。每晚睡前清洗肛门，将软膏涂在肛门周围皱襞部位，连续 1 周可将爬出的雌虫和虫卵杀死。

（2）中药治疗

①蛲虫感染期肛门奇痒，可用蛲虫栓（百部、苦楝根皮、鹤虱共为细末，加适量栓剂基底，制成肛门栓剂），每晚睡前纳入肛门内 1 枚，连用 1 周。也可用大蒜 3、4 头，捣碎，用冷开水浸泡 24 小时，过滤取汁，每晚睡前注入肛门内 20~30ml，作保留灌肠，连用 7 天。②蛲虫引起肛门湿疹、湿痒糜烂、小便色黄、大便干燥者宜内服驱蛲汤（使君子、柯子肉、鹤虱、苦楝根皮、枳实、大黄，水煎服）。临睡前服 1 剂，外用蛲虫栓纳肛，局部外敷湿毒膏。

放射性直肠炎是怎样造成的？

放射性直肠炎是由于直肠部接受放射治疗过量后引起的并发症。妇女宫颈癌、外阴和阴道癌以及肛管直肠癌，都应用放射性镭、钴、铯等进行照射治疗，这些放射性元素对癌细胞有抑制作用，对正常组织也有损害。肠黏膜上皮对放射性物质最敏感，若剂量不高，在 1~2 周之内黏膜会自行修复；若大剂量或过量放射，肠黏膜会产生不可逆损伤，引起黏膜坏死、溃疡、纤维化，发生肠管狭窄，甚至并发穿孔。

放射性直肠炎可出现在放射的早期、疗程结束后不久或治疗后数周到数月。主要表现为大便次数多、腹泻、大便带脓血，血色鲜红或暗红色，一般为少量出血，偶尔会大量出血，黏膜溃疡后有坏死组织脱落排出，有臭味，肛门直肠部酸痛或灼痛，伴有肛门里急后重。直肠镜下可见肠壁充血、水肿，或坏死、溃疡、穿孔，最后形成直肠狭窄。

放射性直肠炎应怎样治疗？

初期治疗主要减少直肠局部刺激，可经常用生理盐水保留灌肠，黏膜破溃表面可涂 2% 用紫溶液或去腐生肌软膏。同时为减轻肠道感染，可给予磺胺类、盐酸小檗碱等抗菌消炎。出现腹痛、腹泻可给予阿托品、复方苯乙哌啶等以解除痉挛，减轻腹泻。并发直肠狭窄时需行手术治疗。

中医认为本病是元气损伤，正虚邪实，致肠黏膜破溃所致，治则应以扶正固本，益气养血为主，兼以清热祛湿，以促进溃疡愈合，炎症消退。可选用固本益肠片、四君子汤合香连丸，或参苓白术散加地榆、槐角、焦艾叶、赤小豆、汉三七等治疗。内服或用云南白药灌肠，对本病也有一定疗效。

在急性反应期，应让患者卧床休息、安静，饮食以无刺激、易消化、营养丰富、少食多餐为原则。必要时可给予静脉高营养疗法。

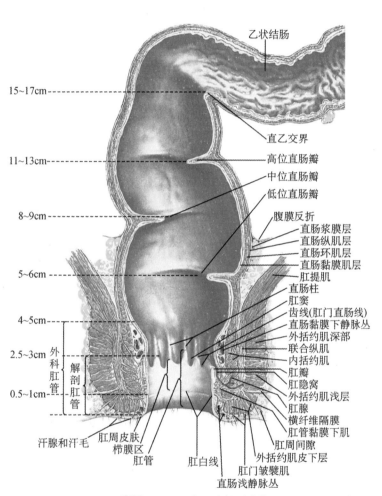

乙状结肠

15~17cm

直乙交界

11~13cm

高位直肠瓣

中位直肠瓣

低位直肠瓣

8~9cm

腹膜反折

直肠浆膜层

直肠纵肌层

直肠环肌层

直肠黏膜肌层

5~6cm

肛提肌

直肠柱

肛窦

齿线(肛门直肠线)

直肠黏膜下静脉丛

4~5cm

外括约肌深部

联合纵肌

2.5~3cm

内括约肌

肛瓣

肛隐窝

外括约肌浅层

0.5~1cm

肛腺

横纤维隔膜

肛管黏膜下肌

肛周间隙

汗腺和汗毛

肛周皮肤

栉膜区

肛管

肛白线

外括约肌皮下层

肛门皱襞肌

直肠浅静脉丛

外科肛管

解剖肛管

彩图 1　肛门直肠的解剖结构

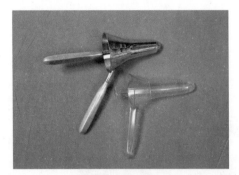

彩图 2 肛门镜

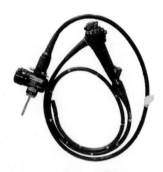

彩图 3 结肠镜

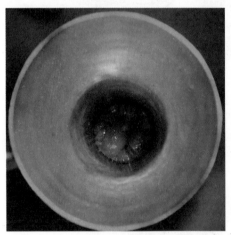

彩图 4 内痔

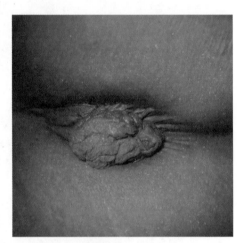

彩图 5 外痔

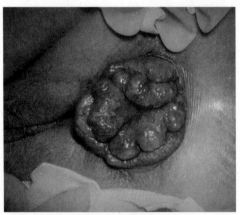

彩图 6 混合痔

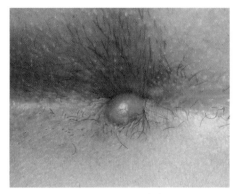

彩图 7　血栓外痔

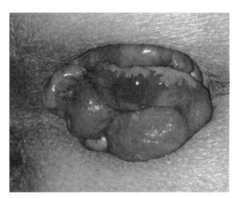

彩图 8　内痔嵌顿

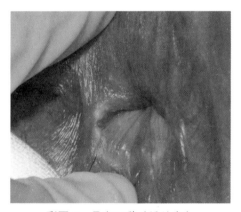

彩图 9　Ⅱ期肛裂（慢性期）

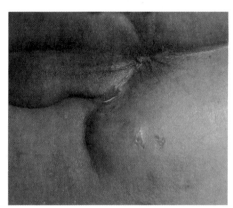

彩图 10　肛门前深间隙脓肿

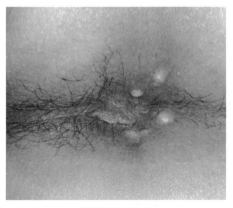

彩图 11　肛瘘

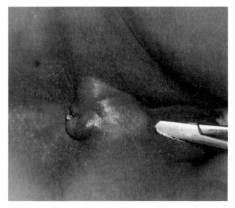

彩图 12　直肠阴道瘘

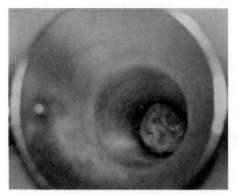

彩图 13　直肠内脱垂

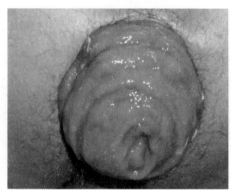

彩图 14　直肠外脱垂

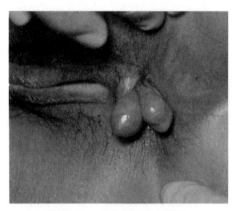

彩图 15　脱出肛外的肛乳头

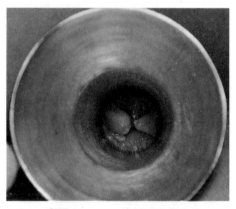

彩图 16　肛门镜下的肛乳头

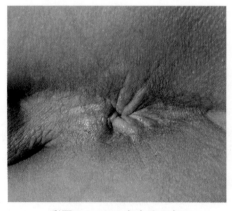

彩图 17　肛门瘙痒累及会阴

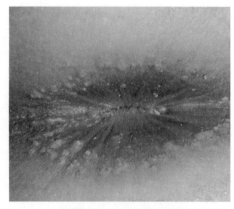

彩图 18　肛周急性湿疹

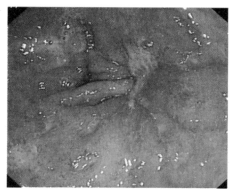

彩图 19　溃疡性结肠炎

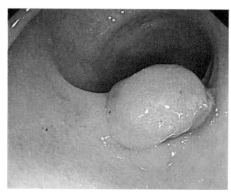

彩图 20　腺瘤性息肉

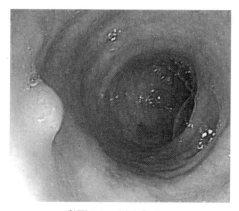

彩图 21　炎性息肉

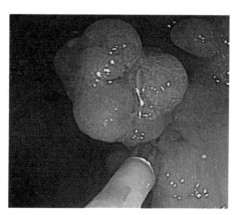

彩图 22　绒毛状腺瘤

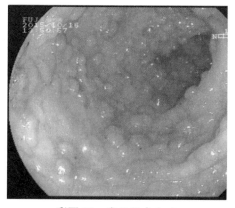

彩图 23　家族性息肉病

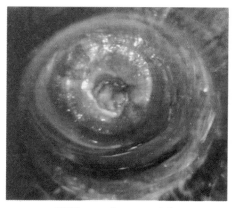

彩图 24　直肠环状狭窄

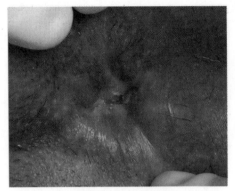

彩图 25　肛门狭窄

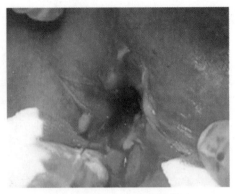

彩图 26　肛门狭窄松解术后

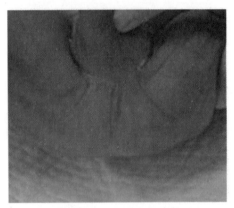

彩图 27　先天性无肛门

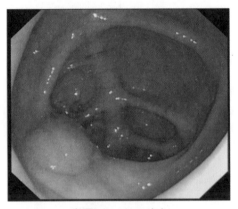

彩图 28　大肠憩室

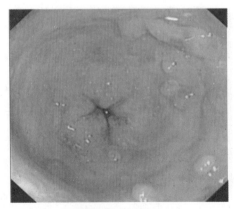

彩图 29　肠结核

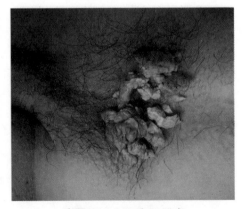

彩图 30　肛门尖锐湿疣